Dr. med. Vinzenz Mansmann

TOTAL ERSCHÖPFT

Neue Energie mit Naturmedizin

Positives Leben Verlag

1. Neuauflage, 2009 · ISBN 978-3-925868-08-5

Gestaltung: Hubert Lingg Design, 87534 Oberstaufen
Druck: Druckwerk SÜD, Bad Waldsee

HILFE AUS DER NATUR

Experten schätzen, daß circa 1,6 Millionen Bundesbürger an chronischer Erschöpfung leiden. Offensichtlich sind Frauen etwa doppelt so häufig betroffen wie Männer. Dauernde Müdigkeit, ständig das Gefühl des Überfordertseins, Konzentrationsstörungen - und das schon, bevor man mit der Arbeit begonnen hat. Ist das Einbildung - oder steckt eine Krankheit dahinter?

In Amerika werden solche Erschöpfungszustände als Burn-Out-Syndrom bezeichnet und schon längst als Krankheit angesehen. Mit diesem Buch möchte ich Ihnen

- die häufigsten Ursachen für Erschöpfungszustände vorstellen,
- Sie von Ihren Symptomen zur Diagnose führen,
- Sie bei der Wahl des richtigen Therapeuten beraten,
- Ihnen die wichtigsten Therapien erklären und
- Ihnen zeigen, was Sie selbst tun können, um wieder „auf die Beine“ zu kommen.

Dr. med. Vinzenz Mansmann

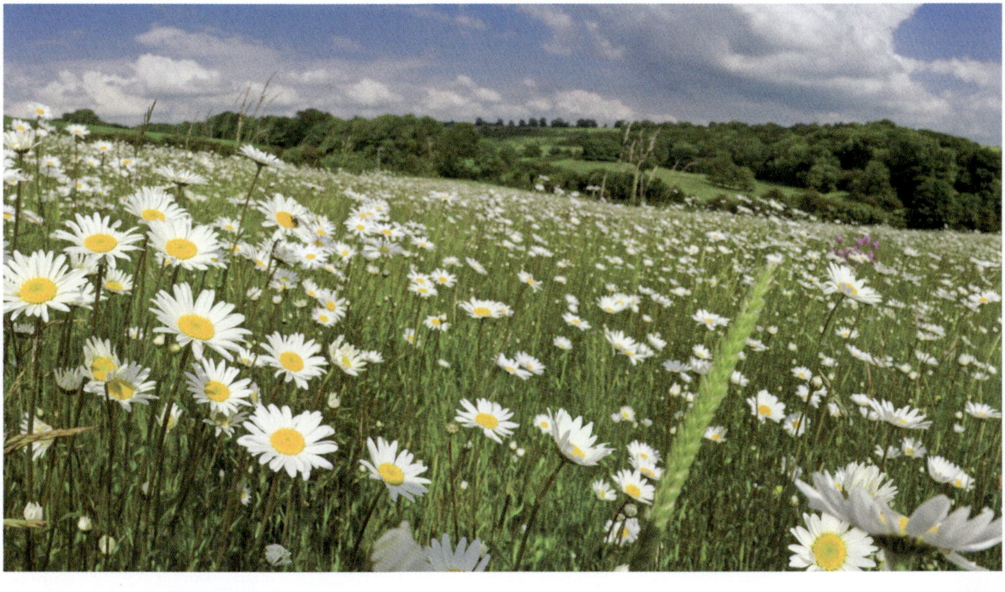

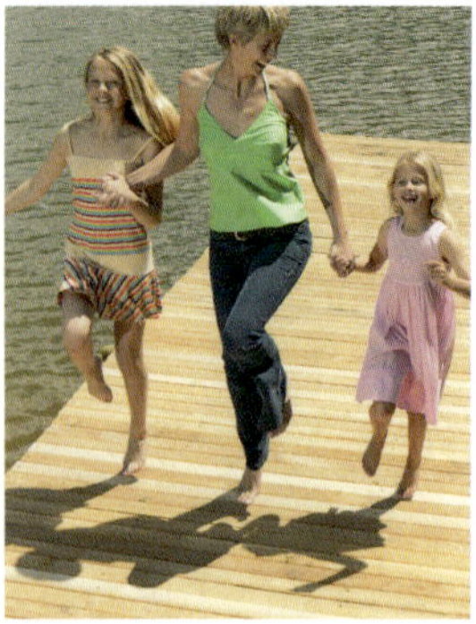

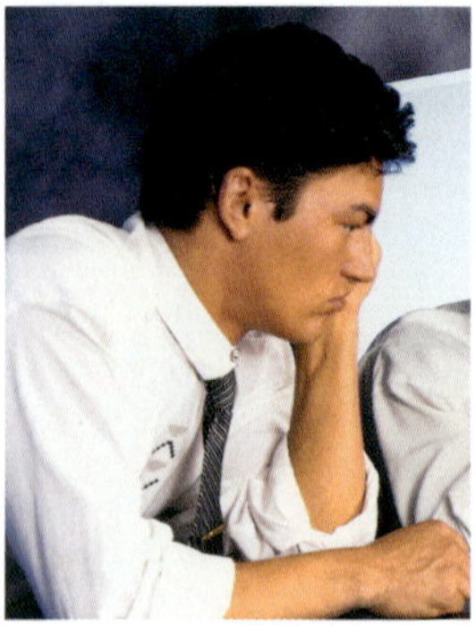

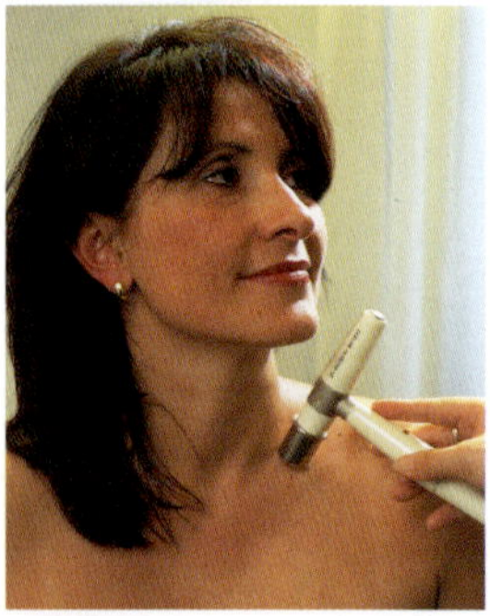

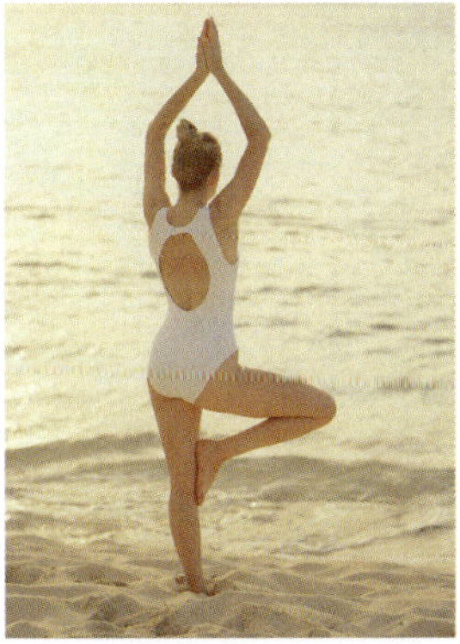

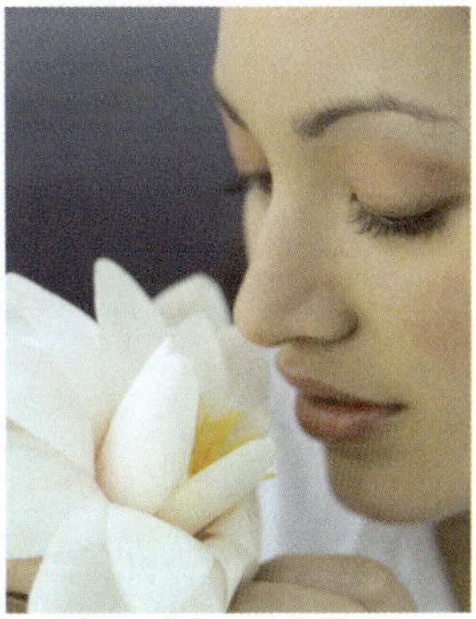

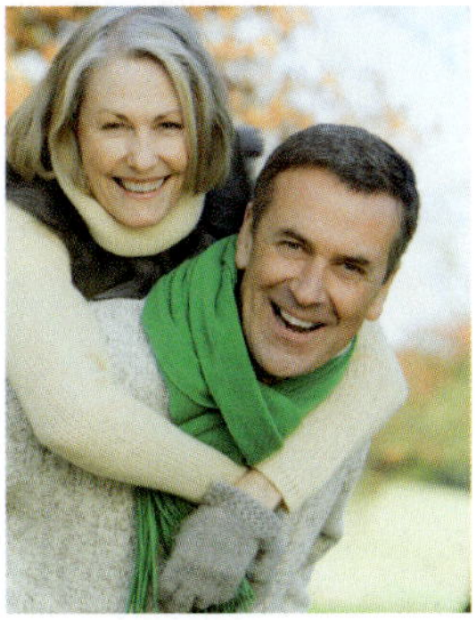

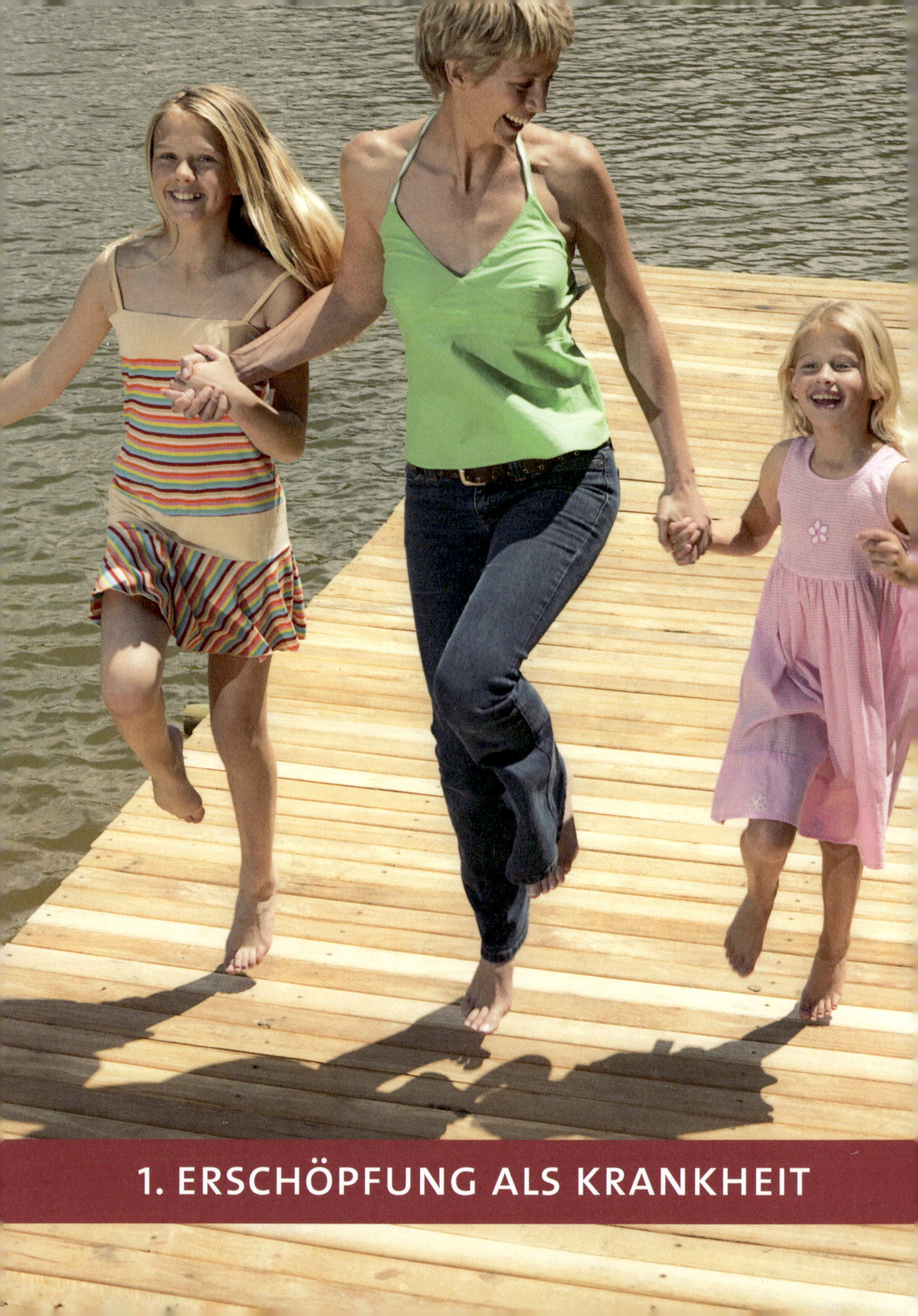

1. ERSCHÖPFUNG ALS KRANKHEIT

Eines sollten Sie auf jeden Fall nicht tun: Ihren Erschöpfungszustand einfach nur als Überarbeitung und fehlende Erholungsphasen definieren. Denn: Hätte Ihr letzter Urlaub einen anhaltenden Effekt gehabt und wären Sie wieder beschwerdefrei, dann hätten Sie bestimmt nicht dieses Buch gekauft. Sehen Sie sich deshalb zunächst an, welche unterschiedlichen Erschöpfungszustände es gibt.

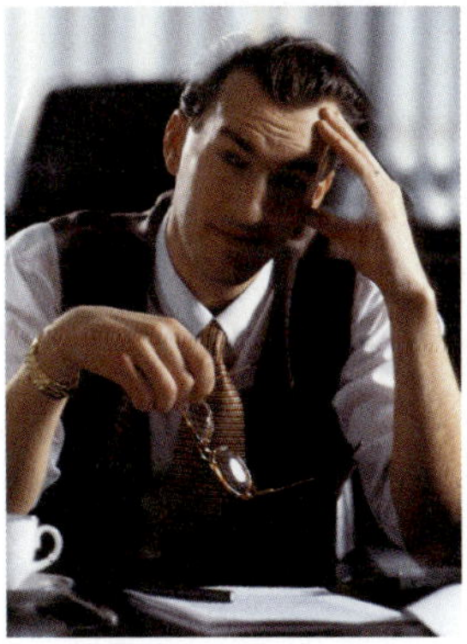

Jede Erkrankung sollte hinterfragt werden.

DER MENSCH: EINHEIT AUS GEIST, SEELE UND KÖRPER

Glücklichsein ist nicht nur die Abwesenheit von Schmerz. Selbst ein junger Mensch mit einem gesunden Körper muß nicht gefühlsmäßig ausgeglichen sein.
Die tägliche Reizüberflutung führt in immer neue Welten unruhiger Gedanken, so dass oft ohne Schlaftabletten an Einschlafen nicht zu denken ist. Wie funktioniert dieser komplizierte Mensch, der nicht nur Essen und Schlaf braucht, sondern der einen Sinn im Leben sucht, um glücklich zu sein?
Zwischen Geist, Seele und Körper gibt es eine gegenseitige Abhängigkeit: Ein Teil kann ohne den anderen nicht sein. So können Störungen im Denken (etwa bei Hass, Zorn, Wut) zu unkonzentriertem Handeln führen und etwa einen verstauchten Fuß zur Folge haben.
Der schmerzende Fuß wirkt sich auf die Gefühle aus: Die körperlichen Schmerzen veranlassen zum Jammern und Unglücklichsein, die Seele leidet mit. Wenn zuletzt alle Gedanken nur noch um den erkrankten Körperteil kreisen, fällt es schwer, an andere als körperliche Ursachen zu denken. Doch sollte bei jeder Erkrankung gefragt werden:
- Warum gerade jetzt dieser Zustand?
- Welches Denken und Fühlen kann zu dieser Krankheit geführt haben?

Die Einheit von Geist, Körper und Seele
Geist: unser Denken, unsere Gedanken
Seele: unsere Gefühle und Emotionen
Körper: unser Gefährt in diesem Erdenleben

AUF DEN KÖRPER HÖREN

Tief im Inneren hat jeder Mensch ein Gespür für die Sprache der Seele, die ihm mitteilt, was ihm gut tut und was nicht. Wenn er diese leisen Töne überhört, drückt sich die Not der Seele kon-

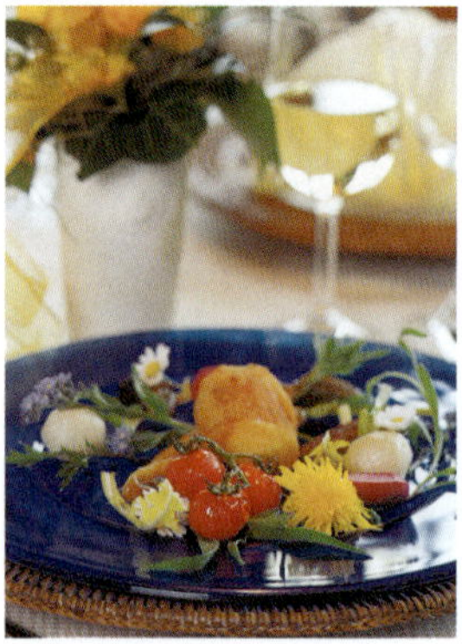

Richtige Ernährung hilft, Erschöpfungszustände zu vermeiden.

kret und sehr detailiert in körperlichen Beschwerden aus: Bei einem Schnupfen stellt sich dann die Frage, warum man die Nase voll hat – und wovon? Bei Gliederschmerzen weiß der Körper, so kann es nicht weitergehen.

Bei Erschöpfung nach dem Essen teilt die Verdauung mit, dass sie so viele oder so schwer verdauliche Speisen nicht mehr verarbeiten kann, ohne dem restlichen Körper den Sauerstoff zu entziehen. Sie haben diese Ausführungen richtig verstanden, wenn Sie solche Fragen an sich selbst richten: arbeite auch ich zu viel oder zu hektisch? Gönne ich mir den nötigen Schlaf oder jage ich unrealistischen Zielen nach? Wie lange noch kann mein Körper diesen Stress durchhalten?

Delegieren Sie in diesem Sinn nicht sofort Ihre Behandlung an den Arzt oder Heilpraktiker! Denken Sie erst nach über Ihren Umgang mit dem eigenen Körper, Ihre Empfindungen, Ihren Lebensstil und was Ihnen Ihr Körper mit seinen Signalen sagen will. Wenn Sie ehrlich zu sich selbst sind, werden Sie leichter als Ihr Arzt entdecken, was Sie ändern sollten, um Ihre Gesundheit und Ihr Leben verwirklichen zu können.

Die verschiedenen Arten von Erschöpfung

Typisch:
psychische Dauerbelastungen, Trauer, Sorgen, Schockerlebnisse, Depression, Angst

Auch bei Ihrer Krankheit – der Erschöpfung – ist es von Bedeutung, mit welchen Signalen sich der Körper ausdrückt. Deshalb möchte ich Ihnen zunächst die verschiedenen Erschöpfungszustände vorstellen. Wenn Sie diese mit Ihren eigenen Symptomen vergleichen, bedenken Sie, dass jede Einteilung willkürlich ist. Das kann bedeuten, dass Sie sich nicht nur in einer Beschreibung, sondern eventuell in zwei oder drei wiederfinden. Wie Sie noch sehen werden (Seite 31), helfen diese Erkenntnisse aber in jedem Fall, eine diagnostische und therapeutische Strategie zu entwickeln, um schrittweise und zielgerichtet jeder Art von Erschöpfung den Kampf anzusagen.

DAS DEPRESSIVE SCHWÄCHE-SYNDROM

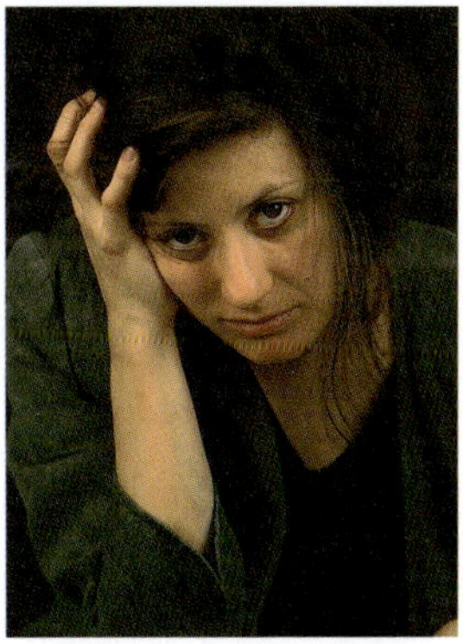

Mancher depressive Erschöpfungszustand ist eine unerkannte Organerkrankung.

Erschöpfungszustände, verbunden mit einer depressiven Stimmungslage, können zahlreiche Ursachen haben. In der Psychologie wird unterschieden zwischen reaktiven Depressionen, die als Reaktion auf ein bestimmtes Ereignis folgen (zum Beispiel ein Schockerlebnis) und endogenen Depressionen, die (oft unerklärlich) ohne äußeren Anlass auftreten. Selbst wenn der Auslöser für die Depression bekannt ist, macht dies die Situation nicht leichter. Meist sind es Ereignisse, die eine seelische Dauerbelastung darstellen und sehr viel Kraft kosten:

- Beim Tod eines nahestehenden Menschen braucht man ein Trauerjahr, um den Verlust zu überwinden. Erst nach etwa eineinhalb Jahren spricht man von einer pathologischen (krankhaften) Trauer.
- Auch Scheidung ist ein Verlust, dessen Überwindung Zeit braucht. Vor allem der/die Verlasssene ist gefährdet.
- Jede Depression ist mit Ängsten verbunden. Die Leidenden sind antriebslos und oft kaum mehr in der Lage, ihr Tagesprogramm zu bewältigen. In dieser Situation brauchen sie die Hilfe von Freunden oder die professionelle Hilfe eines Therapeuten, um über diese Phase hinwegzukommen.

Wenn Sie keinen offensichtlichen Anlass für Ihre depressive Stimmung erkennen, sollten Sie über Ihren Hausarzt abklären, ob eine organische Erkrankung vorliegt. Beispielsweise können Leber-, Stoffwechsel- oder Hormonstörungen diese Zustände hervorrufen. Ich gebe Ihnen einige Anhaltspunkte, worauf Sie achten sollten:

TYPISCHE SYMPTOME LEBERBEDINGTER DEPRESSION

- *Antriebsschwäche am Morgen*
- *Besondere Müdigkeit nach dem warmen Mittagessen, oft Mittagsschlaf erforderlich*
- *Abgeschlagenheit, Erschöpfung, schlechter, nicht erholsamer Schlaf*
- *Starke Müdigkeit schon am frühen Abend (21 Uhr)*
- *Aufwachen gegen 3:00 Uhr (Akupunkturzeit der Leber von 1:00 - 3:00 Uhr nachts, Seite 45)*
- *Unverträglichkeit vieler Nahrungsmittel, Verdacht auf Lebensmittel-Allergien*
- *Alkohol wird im allgemeinen sehr schlecht vertragen und wirkt oft tagelang nach*
- *Jahreszeitliche Schwankungen mit Verschlimmerung im Okt./Nov. und März/April*

LEBERBEDINGTE DEPRESSION

Menschen mit geschwächter Leber leiden oft unter Depressionen, die selten als Stoffwechselkrankheit erkannt werden, da die Leber keine Schmerznerven hat und deshalb nicht weh tut. An den im Kasten auf Seite 9 zusammengestellten Symptomen lässt sich eine leberbedingte Depression jedoch feststellen.

SYMPTOME DER WECHSEL-JAHRE-DEPRESSION

- *Allgemeine Schwäche*
- *Hitzewallungen*
- *Vermehrtes Schwitzen*
- *Nachlassen des Gedächtnisses*
- *Antriebsschwäche*

DEPRESSION IN DEN WECHSELJAHREN

In der Menopause kommt es relativ häufig zu Erschöpfungszuständen und depressiven Verstimmungen. Bitte lassen Sie diese nicht gleich mit Hormontabletten oder -pflastern behandeln. Lediglich 50 Prozent der Frauen erleben eine Stimmungsverbesserung durch zugeführte Hormone. Was Sie stattdessen unternehmen können, erfahren Sie auf Seite 41.

Typisch:
Stress, Überarbeitung, Reizüberflutung, Migräne, Ängste

DEPRESSION MIT SELBSTMORDGEFÄHRDUNG

Wenn alle Impulse nach außen unterdrückt werden und sich alle Empfindungen auf die eigene Person nach innen richten, wird Depression zur Aggression gegen sich selbst. Wann dies geschieht, ist auch für den Fachmann schwierig zu erkennen. Das Gesetz erlaubt jedem Arzt, einen Menschen, der eine Gefahr für sein eigenes Leben oder für das Leben anderer darstellt, für 3 Tage mit Hilfe der Polizei in eine Klinik zwangseinzuweisen – was besonders an Weihnachten immer wieder nötig wird. Danach muss ein Richter die Rechtmäßigkeit des Verbleibs in der Klinik überprüfen.

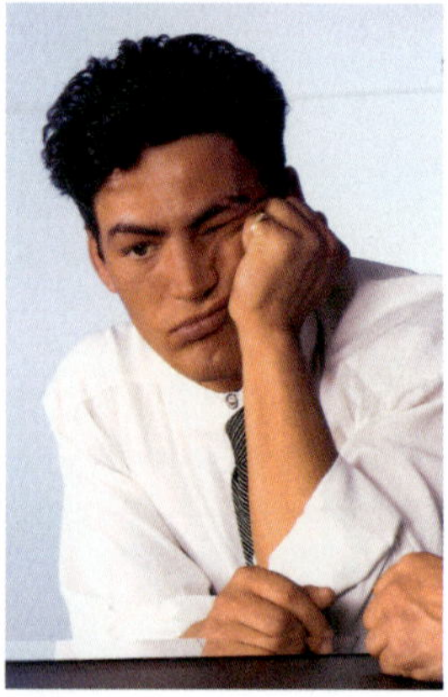

SYMPTOME DER DEPRESSION MIT SELBSTMORDGEFÄHRDUNG

- *Zwanghafte Ängste, geäußerte Selbstmordabsichten*
- *Zwanghaftes Verhalten, insbesondere Höhen-, Platz- oder Brückenangst, neu aufgetretener Schwindel in größerer Höhe*
- *Depressive Erschöpfungszustände nach langer Krankheit*
- *Depressive Erschöpfungszustände nach erschöpfender Pflege eines Verwandten*
- *Hoffnungslosigkeit ohne Zukunftsperspektiven*
- *Verzweiflung*

NERVÖSES ÜBERFORDERUNGS-SYNDROM

Überforderung durch Stress - das leuchtet ein. Doch ganz so einfach ist das mit dem Stress nicht!

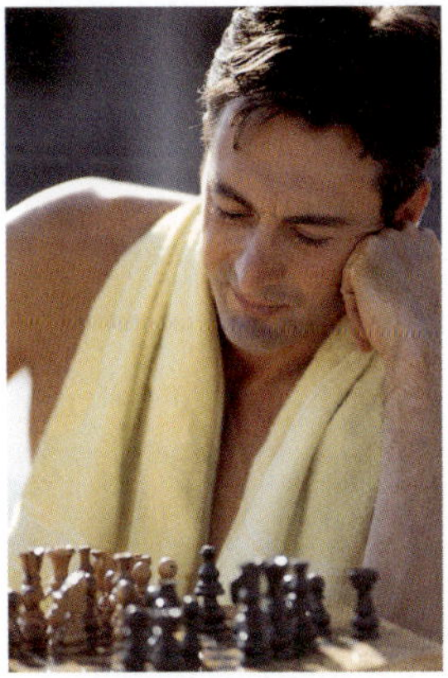

„Guter" Stress erzeugt heilsame Spannkraft: Erholen Sie sich bei einem spannenden Spiel.

GUTER STRESS – SCHLECHTER STRESS

Professor Selye, der Pionier der Stressforschung, fand bei völlig stressfrei aufgezogenen Ratten heraus, dass sie in ihrer körperlichen und seelischen Entwicklung zurückbleiben. Sie waren scheu und verstört.
Auch der Mensch würde völlig frei von Stress - verkümmern. Stress erzeugt heilsame Spannkraft, Stress in „normaler Dosis" hält elastisch. Jeder Mensch hat jedoch ein anderes Maß an Stressverträglichkeit mit in die Wiege gelegt bekommen. Diese seine Grenzen sollte er kennen und möglichst nicht zu häufig überschreiten. Deshalb macht es Sinn, zwischen positivem Stress, Eu-Stress genannt, und krankmachendem Dys-Stress zu unterscheiden. Das Herzflattern vor einem Rendezvous ist ein Beispiel für Eu-Stress. Ärger, Hass, Wut, Eifersucht oder Neid sind Beispiele für Dys-Stress.

SO WIRD AUS STRESS ÜBERFORDERUNG

Jeder Stress ruft im Körper Reaktionen hervor, die sich mit zunehmdener Belastung steigern:

- Die Alarmreaktion. Der Stress macht mobil: Das Stresshormon Adrenalin bringt unseren Kreislauf so richtig in Schwung. Wir sind hellwach und für jedes Ereignis gerüstet.
- Das Widerstandsstadium. Die Abwehrkraft steigt deutlich über das normale Maß an. Es tritt eine gewisse Gewöhnung an unterschwellige Stressreize ein, denen wir Anpassung und Widerstandskraft verdanken.
- Das Erschöpfungsstadium. Ist wegen Dauer oder Stärke der Stressbelastung eine Gewöhnung (wie oben) nicht möglich, kommt es schließlich zu einem Erschöpfungszustand, der um so stärker und länger ist, je weniger man trainiert ist: Die Widerstandskraft sinkt deutlich unter das normale Maß und Krankheiten heilen nicht mehr von alleine aus. Sie nisten sich ein und werden chronisch. Es können dauerhafte Schäden entstehen.

Ob bei Dauerstress oder schnell hintereinander eintretenden Stressreizen, das Fehlen von Entspannungsphasen läßt erst psychische Gereiztheit und schließlich körperliche Krankheit entstehen. Der Körper zeigt uns, dass er so nicht weitermachen kann.

DAS ABWEHRSCHWÄCHE-SYNDROM

Die Gesetze von Eu-Stress und Dys-Stress gelten nicht nur für den Körper insgesamt, jedes einzelne Organ lässt sich unter diesem Blickwinkel betrachten.

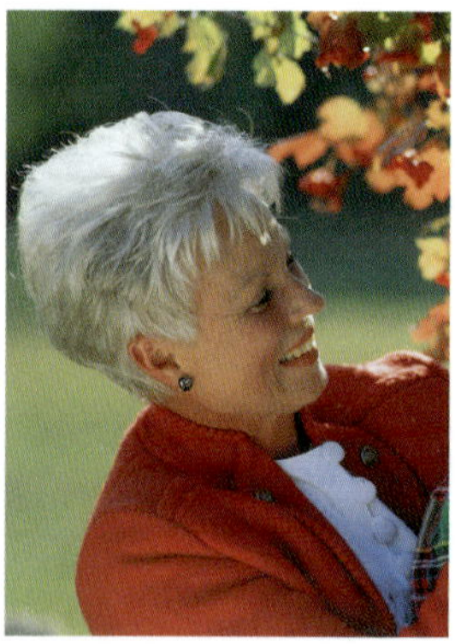

Typisch:
Häufige Infekte, Probleme mit Darm und Leber

DIE LOKALE ABWEHRSCHWÄCHE

Wenn ein Organ (etwa wegen einer Verletzung) unter größerem Stress steht als der restliche Körper, so nimmt der Organismus sofort den Kampf gegen die lokale Schädigung auf. Er entsendet Abwehrzellen, veranlasst diverse biochemische Reaktionen und sorgt für Temperaturerhöhung: Es entsteht eine Entzündung am gestressten Organ. Wie heftig die Entzündung abläuft, hängt von dem Gleichgewicht zwischen entzündungsfördernden und entzündungshemmenden Hormonen ab. Spezielle Hormondrüsen (insbesondere Hirnanhangsdrüse und Nebennieren) setzen auf Stressreize hin diese Hormone frei. Der Entzündungsverlauf erweist sich damit als stressgesteuert. So verwundert es nicht, dass entzündliche Krankheiten auch durch Stress allein ausgelöst werden können und nicht immer auf Viren, Bakterien oder Pilze zurückgeführt werden müssen.

DIE PSYCHISCHE BEDEUTUNG VON ENTZÜNDUNGEN

Nicht nur körperlicher, auch geistiger und seelischer Dys-Stress kann auf vergleichbare Weise wirken. Wenn Sie etwa anstehende Entscheidungen nicht treffen, sondern ungelöst verdrängen, bringen Sie ein Organ so lange unter Stress, bis es entzündlich reagiert. Damit wird die Entzündung zum körperlichen Ausdruck eines unbewältigten geistigen oder seelischen Konflikts. Ihr geistiges Problem ist in die Körperlichkeit abgerutscht und hat sich hier sein befreiendes Ventil gesucht. Welches Organ mit Entzündung reagiert, ist ganz offensichtlich nicht zufällig, beispielsweise wenn:

- vor lauter hinuntergeschluckter Wut die Galle hochkommt in Form einer Gallenblasenentzündung.
- Sie einer notwendigen Auseinandersetzung nicht die Stirn bieten und sich eine Stirnhöhlenentzündung einnistet.
- Revierkonflikte im beruflichen Durchsetzungskampf oder im ehelichen Revier (Haushalt, Kinder) zu Entzündungen im Unterleib (Prostata oder Eierstock) führen.

DARMFLORA UND IMMUNABWEHR

Neben dem Stress lassen sich immer häufiger Darmprobleme als Ursache für eine Abwehrschwäche ausmachen. Wie ist das zu verstehen?

300 Quadratmeter Darmoberfläche sind beim Erwachsenen mit Milliarden gesunder Darmbakterien besiedelt. Diese „Darmflora" macht den größten Teil des menschlichen Immunsystems aus und leistet etwa 70 Prozent der Abwehr gegen Krankheitserreger. Wird dieses Organ geschwächt, so sind jeder Art von Infektion durch eindringende Erreger (Bakterien, Viren, Pilze) Tür und Tor geöffnet. Was aber schwächt die Darmflora und damit das Immunsystem?

- Falsche Ernährung, etwa durch zu viele Süßigkeiten, bringt nicht nur einen lange unbemerkt verlaufenden Pilzbefall mit sich, sondern lässt unter anderem in den Weihnachts- oder Osterferien wegen der gehäuften Zuckergaben zu den Festtagen die Infektanfälligkeit der Kinder ansteigen.

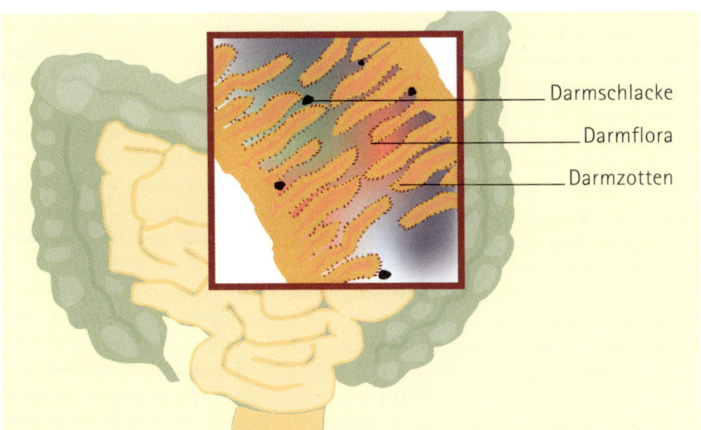

Durch doppelt eingebuchtete Darmzotten vergrößert sich die Oberfläche des Darms enorm. Hier finden Milliarden hilfreicher Bakterien ihren Platz, die Darmflora. Aber auch Verdauungsreste (Schlacken) lagern sich ab.

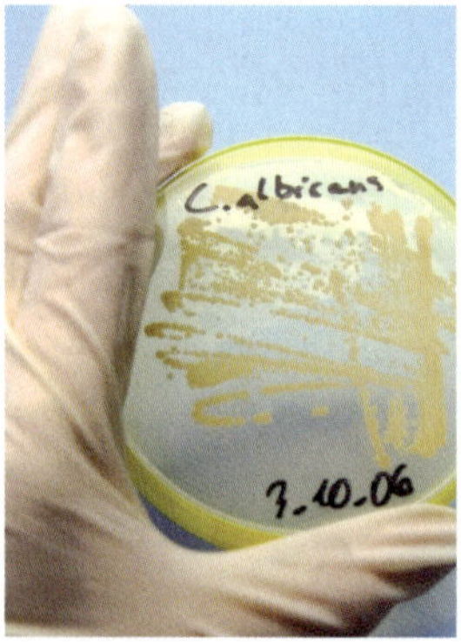

Nur im Mikroskop lässt der Hefepilz Candida albicans seine Form erkennen.

- Antibiotikabehandlungen töten die Darmbakterien ab und schwächen dadurch die Abwehr gegen eindringende Erreger. So können sich Fäulnisbakterien oder Pilze einnisten.

PILZBEFALL ALS ZEICHEN FÜR ABWEHRSCHWÄCHE

Während früher Pilzkrankheiten eher selten waren, sind sie heute im Zeitalter der Antibiotika (Penizillin ist übrigens der Wirkstoff eines Pilzes) zum Problem geworden. Übertriebene Desinfektion (Abtöten „guter" Bakterien auf der Haut), Antibiotika in der Nahrung (Seite 24) und übermäßiger Süßigkeitenkonsum schaffen für Pilze optimale Lebensbedingungen. Sie können sich dann alle 20 Minuten verdoppeln, so dass aus beispielsweise 100 Zellen in einer Nacht etwa 10 Millionen Zellen entstehen.

Als häufigsten Pilz findet man den Hefepilz Candida albicans, der beim Menschen und allen Säugetieren die Haut und alle (inneren) Schleimhäute besiedeln kann.

Doch nicht jeder Pilz macht krank: Studien belegen, dass etwa 40 Prozent der gesunden Menschen Darmpilze haben, die keinerlei Beschwerden machen. Unter den Menschen mit verminderter Abwehr sind es schon 75 Prozent, die mit einer Pilzinfektion leben müssen. Pilzinfektionen sind die Spitze eines Eisberges, der Abwehrschwäche heißt. Experten schätzen, dass in Deutschland jährlich 7.000 bis 10.000 Menschen an Pilzinfektionen und ihren Folgen sterben.

TYPISCHE PILZBESCHWERDEN

- Blähungen, Verstopfung, Durchfall
- Juckender, roter, manchmal nässender Ausschlag am Darmausgang
- Magenschmerzen, Mundgeruch

SO ERKENNEN SIE PILZBEFALL

- *Weißer Mundsoor mit Belägen am Gaumen (oft bei Säuglingen), auf der Zunge und auf Zahnprothesen (bei chronisch Kranken)*
- *Weißlicher Scheidenausfluss (Fluor vaginalis)*
- *Weiße Beläge durch Zwischenzehen-, Finger- oder Nagelpilzinfektionen*
- *Juckendes Ekzem am Darmausgang*

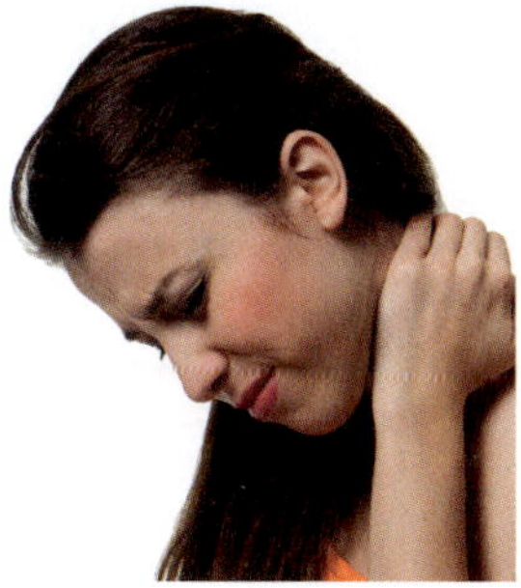

- Übermäßige Müdigkeit, Abgeschlagenheit, Unkonzentriertheit
- Vergesslichkeit, Stimmungstiefs
- Heißhunger auf Süßes, auf kohlenhydratreiche Lebensmittel wie Brot oder Obst
- Muskelzittern, dabei das Gefühl, „wie verhungert" zu sein
- Flirren vor den Augen
- Hartnäckiges Übergewicht trotz vieler Diäten
- Kurzatmigkeit, eine verstopfte Nase wie bei einer Erkältung, Ohrenentzündungen
- Muskelschmerzen, ein „steifer Nacken"
- Gelenkschmerzen, geschwollene Gelenke
- Unreine Haut, Rötungen, Pickel, trockene Haut, stumpfe, fettige Haare
- Muffiger Körpergeruch an Händen oder Füßen
- Pilzinfektionen der Scheide, starke Beschwerden vor oder nach der Monatsblutung
- Blasenentzündungen, Prostataentzündungen
- Nachlassender Spaß am Sex

Wenn Sie mehrere dieser Symptome bei sich entdecken, sollten Sie beim Arzt nicht nur eine einfache Stuhluntersuchung (zeigt bei Gesunden oft Darmpilze ohne Krankheitswert an), sondern eine spezielle serologische Blutuntersuchung machen lassen (Seite 55).

DAS KREISLAUFSCHWÄCHE-SYNDROM

Nach offiziellen Schätzungen leiden etwa vier Millionen Bundesbürger an niedrigem Blutdruck. Ohne kalte Dusche oder sportliche Aktivitäten kommen sie morgens kaum in Schwung. Erst nach 10 Uhr sind sie geistig und körperlich wirklich einsetzbar. Die Ärzte unterscheiden:

- eine funktionelle Kreislaufschwäche, wobei einzelne Körperteile – etwa Muskeln, Hände, Füße oder Gehirn – nicht ausreichend mit Sauerstoff versorgt werden,
- eine orthostatische Regulationsstörung, wenn sich das Blut bei längerem Stehen in den Beinen staut, so dass einem schwarz vor den Augen wird.

SYMPTOME BEI NIEDRIGEM BLUTDRUCK

- *Morgendliche Anlaufprobleme*
- *Schwindel beim Aufstehen oder nach dem Bücken*
- *Schwindel bei längerem Stehen*
- *Neigung zu Kopfschmerzen*
- *Wetterfühligkeit: „wie benebelt", besonders bei Fön in Süddeutschland*
- *Konzentrationsstörungen am frühen Morgen*
- *Lernschwierigkeiten in den ersten Schulstunden*

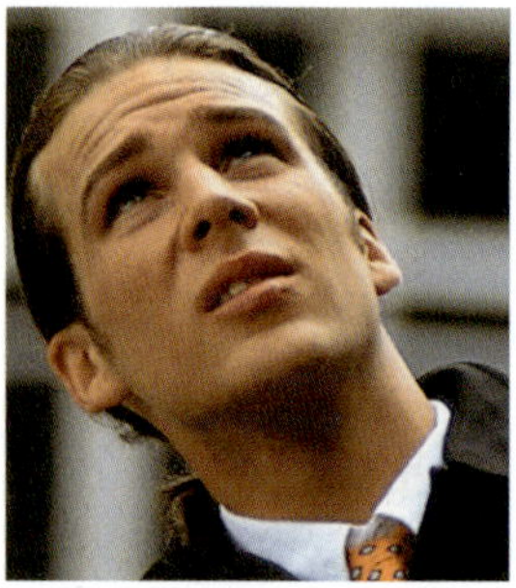

WANN SPRICHT MAN VON NIEDRIGEM BLUTDRUCK?

Das Herz pumpt Blut in die Arterien. Dazu erzeugt es einen starken Druckstoß, der mit dem Blutdruckmessgerät als oberer oder systolischer Blutdruckwert festgestellt werden kann. Danach läßt das Herz wieder los, füllt sich mit Blut und erholt sich. Zu diesem Zeitpunkt misst man den unteren oder diastolischen Blutdruckwert, der ein Maß für die Erholungsfähigkeit des Herzens ist. Schließlich kann das Herz keine Pause machen, sondern muss von der Geburt bis zum Tode unaufhörlich arbeiten.

Bei diesen Werten spricht man von niedrigem Blutdruck.

NIEDRIGER BLUTDRUCK	UNTER	MM HG	ZU
Frauen	100		60
Männer	110		60
Kinder je nach Alter	90-100		50-60

Zwischen Blutdruck und seelischem Befinden gibt es Zusammenhänge: Zu niedriger oberer Blutdruckwert bewirkt mangelnden geistigen Schwung und schwaches Selbstvertrauen. Zu niedriger unterer Blutdruckwert ist mit verminderter Leistungskraft, schlechtem Erinnerungsvermögen und wenig Geduld verbunden.

NEBENHÖHLENENTZÜNDUNG ALS HÄUFIGSTE URSACHE

Über viele Jahre hinweg konnte ich darüber hinaus beobachten, dass als häufigste Ursache für niedrigen Blutdruck eine schleichende oder chronische Entzündung der Nebenhöhlen – entweder in den Kiefer- oder Stirnhöhlen – zu finden ist. Leider sind solche chronischen Entzündungen auf keiner Ultraschall- oder Röntgenuntersuchung beim Hals-Nasen-Ohren-Arzt zu sehen, so dass sie oft unentdeckt bleiben und nicht behandelt werden.

SYMPTOME BEI NEBENHÖHLENINFEKTEN

- *Morgendliche Verschleimung, Heiserkeit*
- *Häufig verstopfte Nase, Schnupfen, Druck im Oberkiefer- oder Stirnbereich, besonders bei Wetterwechsel*
- *Chronische Bronchitis mit morgendlichem Auswurf*
- *Kopfschmerzen nach Sauna, bei der Flugzeuglandung*

DAS HORMONSTÖRUNGS-SYNDROM

Hormone sind Eiweißstoffe mit Steuerungsaufgaben und werden an ganz unterschiedlichen Stellen unseres Körpers gebildet. Manche können direkten Einfluss auf unsere Vitalität nehmen.

Typisch:
Probleme mit Schilddrüse, Geschlechtshormonen, Nebennieren

SCHILDDRÜSENUNTERFUNKTION

Bei chronischer Müdigkeit ist immer abzuklären, ob nicht eine Unterfunktion der Schilddrüse vorliegt. Diese Drüse produziert im einfachsten Fall schon bei ernährungsbedingtem Jodmangel zu wenig von dem Hormon Thyroxin, das für den Energiehaushalt bedeutsam ist. Erkennbar ist eine Schilddrüsenunterfunktion an der Vergrößerung der Schilddrüse im Halsbereich, die bis zum Jodmangelkropf führen kann. Vor allem im Allgäu und in Bayern, wo vergleichsweise wenig jodhaltiger Meeresfisch gegessen wird, ist der Kropf verbreitet.

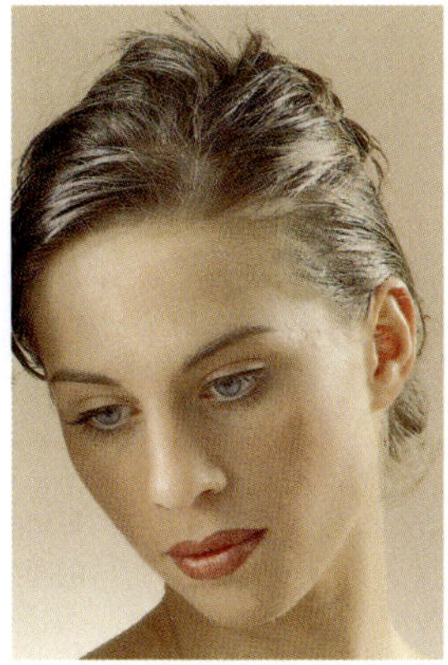

STIMMUNGSTIEFS IN DEN WECHSELJAHREN

Manchmal setzen die Wechseljahre schon mit 38 oder 40 Jahren ein. Erbliche Faktoren spielen dabei eine große Rolle, doch kann auch eine nicht erkannte Eierstockentzündung (Symptome: Periodenstörungen, Ausfluss) beteiligt sein. Dann kommt es zu einem Mangel an weiblichen Hormonen, der eigentlich 10 Jahre zu früh auftritt. Die damit verbundenen Hitzewallungen, vermehrtes Schwitzen, Schlaflosigkeit und Gewichtsveränderungen können zu depressiver Verstimmung und Lustlosigkeit – auch in der Sexualität – führen. Mit einem Hormonstatus, durchgeführt an einer Blutprobe beim Gynäkologen, können Sie zuverlässig Auskunft darüber erhalten, ob bereits ein klimakterischer Hormonmangel oder vielleicht doch eine versteckte Eierstocksentzündungvorhanden ist.

Hinweis:
Schwangere sollten ihre Schilddrüsenwerte auf jeden Fall beim Gynäkologen kontrollieren lassen, da ein Jodmangel in der Schwangerschaft die Gehirnreifung und das Wachstum des Ungeborenen beeinträchtigen kann.

SELTENE HORMONSTÖRUNGEN

Wegen des komplizierten Zusammenwirkens der unterschiedlichen Hormone können auch Störungen anderer Hormondrüsen für Erschöpfungszustände verantwortlich sein. In seltenen Fällen gehören hierzu die Unterfunktion der Nebenschilddrüsen (Hypoparathyreoidismus, meist als Folge von

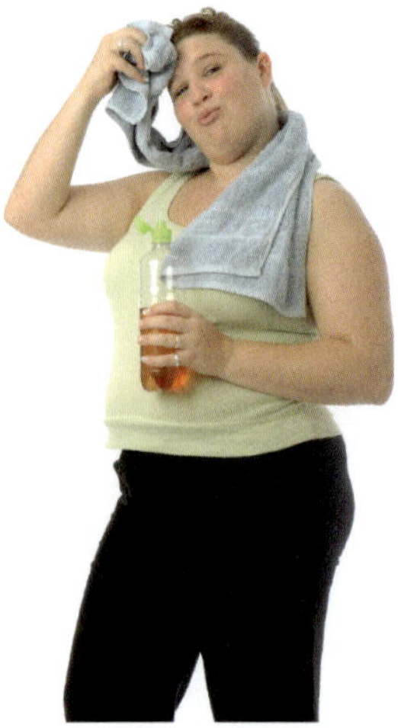

Schilddrüsenoperationen), Störungen der Nebennieren (Addison-Krankheit) oder der Hirnanhangsdrüse (Hypophyse) wie zum Beispiel beim Cushing-Syndrom.
Es muss in allen Fällen abgeklärt werden, ob eine dieser Krankheiten vorliegt, wenn beim Haus- oder Facharzt ein entsprechender Verdacht geäußert wird.

DAS STOFFWECHSELSCHWÄCHE-SYNDROM

Alle an der Verdauung beteiligten Organe tragen dazu bei, aus der Nahrung Energie zu gewinnen. Gesundheitliche Störungen an diesen Organen haben einen Energiemangel (Erschöpfung) zur Folge.

Typisch:
Probleme mit Leber, Galle, Bauchspeicheldrüse, Darm

LEBERSCHÄDEN

Schon das Sprichwort sagt: „Der Schmerz der Leber ist die Müdigkeit". Viele Lebererkrankungen werden übersehen, weil die Leber keine Schmerzen macht – und Müdigkeit nicht als „echte" Krankheit angesehen wird. Allenfalls wird eine Fettleber diagnostiziert, wenn die Leber nach meist jahrelang unerkannter und deshalb unbehandelter schleichender Krankheit viel zu viel Fett eingelagert hat. Obwohl sich die Leberforschung in den letzten Jahren intensiv weiterentwickelt hat, sind die biochemischen Vorgänge in der Leber mit ihren über

DIE TYPISCHEN LEBERSYMPTOME

- *Starke Müdigkeit nach dem warmen Mittagessen, wenig Müdigkeit nach Rohkost*
- *Häufiger Blähbauch, Verdauungsprobleme nach vielen Nahrungsmitteln, besonders Fettgebratenem, man benötigt oft einen Verdauungsschnaps*
- *Chronische Verstopfung oder umgekehrt Neigung zu Durchfällen (besonders nach Fett)*
- *Schlechter, nicht erholsamer Schlaf. Neigung zu nächtlichen Wadenkrämpfen, besonders nach Alkoholgenuss*
- *Aufwachen zur Leberzeit zwischen 1.00 und 3.00 Uhr nachts (Grafik Seite 45)*
- *Sehr schlechte Alkoholverträglichkeit mit Kopfweh oder Erschöpfung am nächsten Tag*
- *Starke Übersäuerung mit sauer riechendem Schweiß und häufigen Muskelverspannungen in Nacken und Kreuz*
- *Jahreszeitliche Schwankungen mit Verschlimmerung im Okt./Nov. und März/April*

370 Abteilungen und mindestens 500 Milliarden Zellen nur teilweise erforscht. Deshalb ist auch die Meinung irrig, die Leber sei in Ordnung, wenn der Hausarzt die drei „normalen“ Leberwerte (GGT, GOT, GPT) hat untersuchen lassen und das Labor nichts gefunden hat. Oft sind diese Werte erst erhöht, wenn 80 Prozent der Leberzellen bereits geschädigt sind. Wenn Sie einige der im Kasten auf Seite 18 zusammengestellten Beschwerden bei sich beobachten, sollten Sie den Hinweisen bei Verdacht auf Lebererkrankung (Seite 43) folgen.

GALLE-ERKRANKUNGEN

Die Gallenblase ist der Vorratsbehälter für die braungelbe Gallenflüssigkeit, die in der Leber gebildet wird. Im Gegensatz zur Leber ist sie sehr wohl mit Schmerznerven ausgestattet und kann außerordentlich schmerzhafte Koliken bereiten, wenn ein Gallenstein eingeklemmt ist oder nach übermäßigem Fettgenuss eine Verkrampfung des Gallengangs eintritt.

Gallensteine:
Folge einer jahrelangen Funktionsstörung der Leber

Gallensteine sind kein Zufallsprodukt, sondern immer die Folge einer jahrelangen Funktionsstörung der Leber. Deshalb garantiert das Entfernen der Gallenblase auch kein Leben ohne Gallenkoliken, da ja die Leber nach wie vor falsch zusammengesetzte Galle produziert, die zur Kristallbildung neigt. Wenn Sie Gallenprobleme haben: Beobachten Sie Ihren Stuhlgang. Ist er hellgelb, so fehlt oft der braune Gallensaft. Ist er gar weiß, so handelt es sich um einen Verschluss des Gallengangs.

ERKRANKUNGEN DER BAUCHSPEICHELDRÜSE (PANKREAS)

Eine Pankreas-Schwäche kann zu häufigen Blähungen und Müdigkeit nach jedem Essen führen. Die Bauchspeicheldrüse produziert nicht nur Insulin, das bei der Zuckerkrankheit (Seite 25) fehlt, sondern auch viele andere Stoffe (Verdauungsenzyme), die für eine intakte Fettverdauung unerlässlich sind. Der Hausarzt macht zur Kontrolle zwei typische Blutwerte (Amylase und Lipase), die im Falle einer Erkrankung verändert sind.

Bei häufigen Blähungen und Müdigkeit nach dem Essen

DARMSTÖRUNGEN

Neue Untersuchungen haben gezeigt, dass der Darm besonders am späten Abend auf Hochtouren arbeitet. Noch vor dem Schlafengehen produziert das zum Darm gehörige Immunsystem (Seite 13) Helfer- und Abwehrzellen, die Giftstoffe und körperfremde Zellen vernichten und abtransportieren. Erst wenn genügend dieser Abwehrzellen vorhanden sind, schüttet das Gehirn die natürliche Schlafdroge Serotonin aus. Störungen des Darms wirken sich daher gleich mehrfach nachteilig aus:

- Neben dem verminderten Energiegewinn (durch die gestörte Verdauung) verschlechtert sich die Abwehrkraft gegen Krankheiten und Gifte.
- Wegen des schlechten Schlafs kann sich der Körper zudem immer weniger von seinen Anstrengungen erholen.

Die Organe des Verdauungstrakts und wichtige Drüsen beim Menschen: Sie können bei Erschöpfung Krankheitsursache sein.

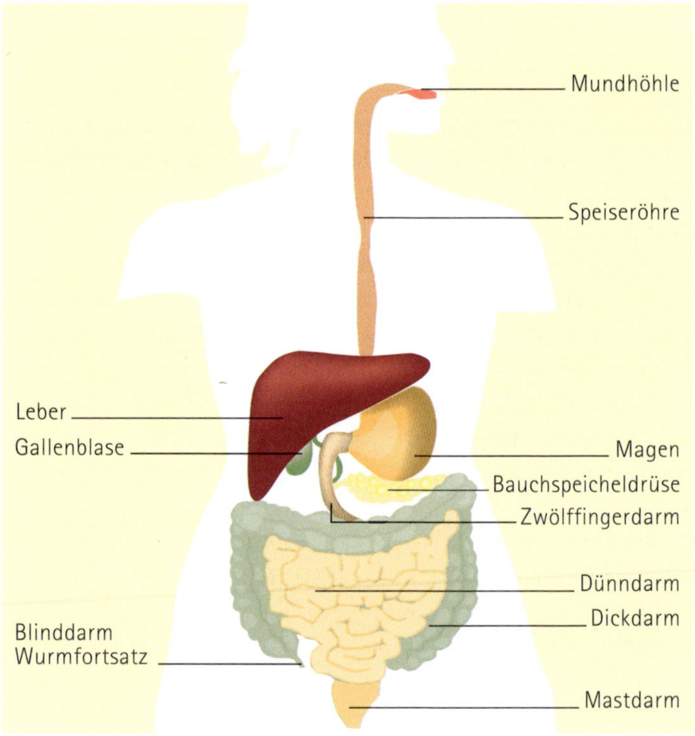

DAS MANGELERNÄHRUNGS-SYNDROM

Was niemand für möglich gehalten hätte: Trotz Wohlstand mehren sich wieder die Fälle von Mangelernährung und mit ihnen auch die dafür typischen Erschöpfungszustände.

DIE FÜNF VITAMIN-MANGELSTUFEN

- ***Erste Stufe:*** *Noch keine Symptome, der Körper zehrt von seinen Reserven.*
- ***Zweite Stufe:*** *Erste Leistungseinschränkungen bei psychischem Stress oder andauernder körperlicher Belastung.*
- ***Dritte Stufe:*** *Unspezifische Symptome: Appetitlosigkeit, Gewichtsabnahme, Müdigkeit tagsüber, Schlafstörungen nachts, Nervosität, Reizbarkeit, Infektanfälligkeit, Leistungsabfall.*
- ***Vierte Stufe:*** *Echte Mangelsymptome kommen hinzu: Zahnfleischbluten bei Vitamin C- oder Vitamin K-Mangel, Sehstörungen in der Dunkelheit bei Vitamin A-Mangel.*
- ***Fünfte Stufe:*** *Schwere Vitaminmangelkrankheiten, die früher zum Tode geführt haben (Skorbut, Beriberi, Nachtblindheit).*

FAST FOOD UND ÜBERDÜNGTE LANDWIRTSCHAFT

Zwar fehlt es heute nicht an vitaminhaltigen Nahrungsmitteln, doch werden im Zeitalter von Fast Food bei der Zubereitung der Speisen Vitamine verkocht oder durch Mikrowelle und langes Warmhalten (Kantinenessen) zerstört. Die fast ausschließliche Verwendung von Weißmehl sorgt dafür, dass wir 90 Prozent weniger Vitamine aufnehmen als im Vollkornmehl enthalten ist. In unserer Nahrung mangelt es aber auch an Mineralstoffen wie Kalzium, Magnesium, Eisen, Jod und Zink.

Typisch:
Mangel an Vitaminen, Mineralien, Spurenelementen, Enzymen

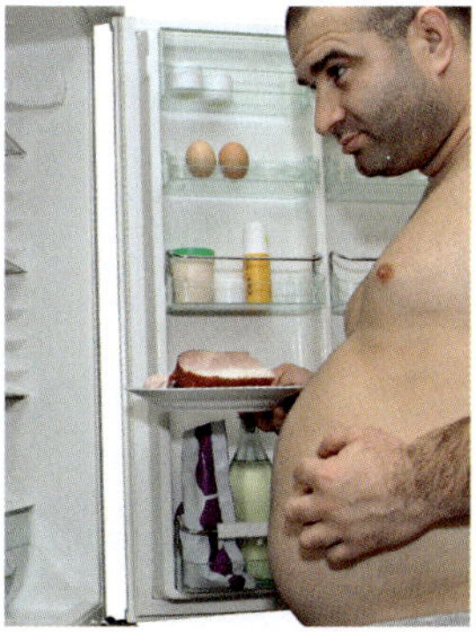

Ursache dafür sind zum Teil die ausgelaugten oder überdüngten Böden in der Landwirtschaft. So beträgt der Magnesiumanteil im Weizen heute nur noch 20 Prozent von dem, wie er einmal vor 25 Jahren war, und das Spurenelement Selen, dessen Mangel zu Abwehrschwäche führt, fehlt fast völlig.

Jährlich neu stellt deshalb die Deutsche Gesellschaft für Ernährung im Auftrag der Bundesregierung fest, dass „die empfohlene Nährstoffdichte für die meisten essentiellen (lebenswichtigen) Mineralstoffe und Vitamine nicht erreicht wird“.

FREIE RADIKALE

Der erwähnte Mangel an dem Spurenelement Selen in der Nahrung hat weitreichende Folgen: Selen spielt eine besondere Rolle im Kampf gegen freie Radikale. Was wie entflohene Sträflinge klingt, sind biochemische Substanzen, die nach neuesten wissenschaftlichen Erkenntnissen mitverantwortlich gemacht werden für moderne Volkskrankheiten wie Gelenkrheuma, Arteriosklerose, Bluthochdruck, Allergien, Immunschwäche, Dia-

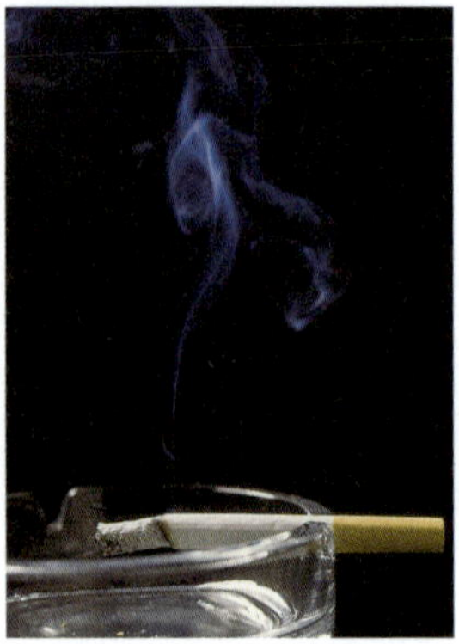

WAS DIE BILDUNG FREIER RADIKALE BEGÜNSTIGT

- *UV-Strahlen der Sonne*
- *Zigarettenrauch*
- *Nitrit- und Nitrat-Rückstände in Lebensmitteln (Düngemittel)*
- *Röntgenstrahlen, radioaktive Untersuchungen (Szintigramme)*
- *Jeder körperliche oder psychische Stress.*

betes Typ 1, Schüttellähmung (Parkinson-Krankheit) oder gar Krebserkrankungen.

Freie Radikale entstehen bei vielen biochemischen Reaktionen in unseren Körperzellen, vor allem, wenn zu wenig Sauerstoff (etwa bei schlechter Durchblutung) vorhanden ist.

Gegen die freien Radikale kämpft der Körper mit selenhaltigen Eiweißstoffen (Enzymen), den Vitaminen C, E und Beta-Karotin (Vorstufe zum Vitamin A). Diese Stoffe werden deshalb auch als „Radikalfänger" oder „Antioxidantien" bezeichnet.

NIEDRIGER BLUTZUCKERSPIEGEL (HYPOGLYKÄMIE)

Diese ebenfalls ernährungsbedingte Form von Müdigkeit wird auch als „Unterzucker" bezeichnet. Sie tritt nach dem Essen großer Mengen von Kohlenhydraten (etwa in Form von Süßigkeiten) auf. Etwa nach einer Stunde hat das Hormon Insulin den gesamten Energievorrat aus der Nahrung verarbeitet, doch nun kommt das große Energieloch: Der Blutzucker sinkt „in den Keller", man wird erschöpft, gereizt, müde, zittrig und ängstlich. Auch wenn nun ein Stück Kuchen oder etwas Alkohol diesen Zustand schnell zu beenden vermag: Sie können ja nicht jede Stunde wieder etwas essen oder Alkohol trinken.

Als Ursache für krankhaften Unterzucker kommt eine Erkrankung der Bauchspeicheldrüse oder der Leber in Frage.

Typisch: Belastungen durch Wohngifte, Medikamente, Quecksilber aus Zahn-Amalgam sowie durch Lebensmittel-Allergien

DAS VERGIFTUNGS- UND ALLERGIE-SYNDROM

Giftstoffe werden ebenso wie eingedrungene Erreger von Zellen des Immunsystems bekämpft. Deshalb bindet jede Belastung mit Giftstoffen (ebenso wie jede Allergie) ständig große Teile unseres Immunsystems, belastet die Leber und verbraucht Energie. Abwehrschwäche und leichte Ermüdbarkeit sind die Folgen.

GIFTE IN WOHNUNG UND BÜRO

Chemische Giftstoffe sind unvermeidbarer Bestandteil des täglichen Lebens geworden: Sie finden sich in Holzdecken, -balken, -verkleidungen, -wänden, -möbeln oder Fensterrahmen ebenso wie in lederbezogenen Wohnzimmergarnituren oder Teppichen. Sie rufen hauptsächlich Kopfschmerzen, Leistungsabfall, Erschöpfung nach dem Essen oder nach kleinen Anstrengungen und chronische Müdigkeit hervor. Das Gefährliche daran ist, dass sich die Vergiftung über Jahre einschleicht und keine nennenswerten Schmerzen bereitet. Erfahrungsgemäß suchen Betroffene frühestens nach 5 Jahren den Arzt auf. So lange dauert es, bis die Leber die Entgiftung nicht mehr bewältigt und zunehmend Beschwerden auftreten. Dass diese Gifte das Immunsystem schädigen, ist inzwischen erwiesen.

DIE WICHTIGSTEN WOHNGIFTE

- *Lindan (in Holzlasuren, meist von Holzbalken, in Leder oder sogar schon in Kleidern, die einen langen Schiffsweg aus Asien hinter sich haben)*
- *PCP = Pentachlorphenol (in Holzlasuren, in behandeltem Holz)*
- *Formaldehyd (in Pressspanmöbeln und Teppichklebern)*
- *verschiedene Arten von PCB (in elastischen Gummifugen und Brandschutzanstrichen - meist in öffentlichen Gebäuden wie Schulen und Hallen)*

GIFTE IN LEBENSMITTELN

Bekannt und regelmäßig in Lebensmitteln enthalten sind die Pestizide, die Obst und Gemüse vor Insekten, Pilz- oder Bakterienbefall schützen sollen. Nicht nur Landwirte, viel unkontrollierbarer die vielen Hobbygärtner, versprühen und streuen Gifte gegen Insekten, Schnecken, Pilze und Unkräuter. Daneben gibt es die versteckten Gifte, zum Beispiel, wenn Orangen einen wochenlangen Schiffsweg in lindanbehandelten Kisten hinter sich haben.

Über manche Konservierungsmethoden und ihre gesundheitlichen Folgen wissen wir praktisch nichts, etwa wenn Gewürze

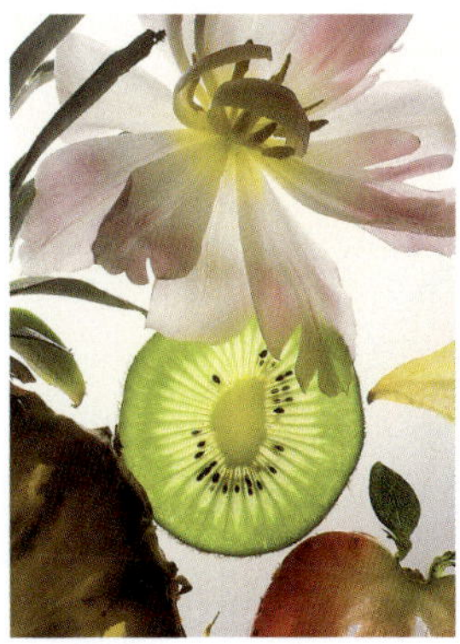

Die verlockendsten Früchte können Pestiziden ihre makellose Schönheit verdanken.

und andere Lebensmittel mit Röntgenstrahlen behandelt werden, oder wenn die Tomate nach vier Wochen in der warmen Küche immer noch nicht fault.

Mediziner vermuten, dass die immer häufigeren Penizillin-Allergien, die sogar bei Menschen auftreten, die noch nie in ihrem Leben Penicillin erhalten haben, auf den Gehalt an Antibiotika in Nahrungsmitteln, vor allem im Schweinefleisch, zurückzuführen sind. Dank laxer Schlachtgesetze müssen diese Medikamente erst 3 Tage vor der Schlachtung abgesetzt werden. Dann sind sie kaum noch im Blut nachweisbar – die Ablagerungen im Fettgewebe aber werden einfach nicht untersucht.

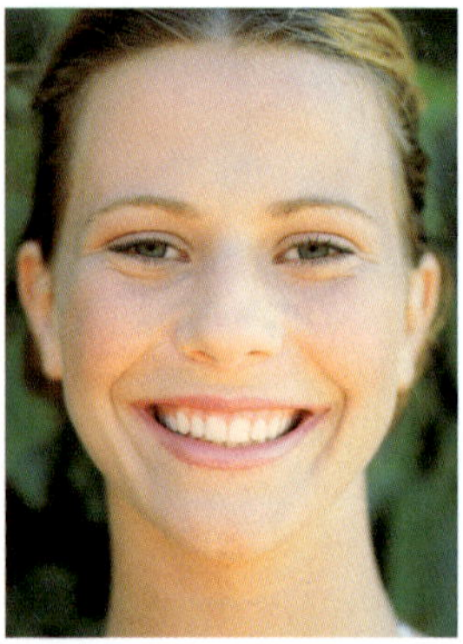

Zahnfüllungen mit Amalgam enthalten giftiges Quecksilber.

QUECKSILBER AUS AMALGAMFÜLLUNGEN

Amalgamfüllungen für schadhafte Zähne galten jahrzehntelang als harmlos und vor allem preiswert. Doch das im Amalgam enthaltene giftige Quecksilber kann sich mit den Jahren auf unterschiedliche Weise herauslösen, wird vom Blut gleichmäßig verteilt und in vielen Organen – sogar im Gehirn – abgelagert.

Nach meinen Erkenntnissen aus der Praxis wird Quecksilber erst dann aus Amalgam freigesetzt, wenn der Körper übersäuert ist, was durch den Konsum von zu viel Fleisch oder Süßigkeiten, bei Leber-/Galleerkrankungen, Gicht (erhöhte Harnsäure) und sogar durch Stress geschehen kann. Ob dies bei Ihnen der Fall ist, können Sie leicht überprüfen: Besorgen Sie sich einen Säure-Messstreifen (pH-Messstreifen, in jeder Apotheke für wenig Geld zu erhalten) und testen Sie Ihren Speichel und Ihren Urin. Sind diese nicht mehr neutral (pH-Messwert gleich 7), sondern sauer (pH-Messwert kleiner als 6), so ist eine Entfernung aller Amalgam-Plomben dringend angezeigt. Messen Sie den Speichel mehrmals am Tag, da manche Speisen den Säurewert beeinflussen. Am zuverlässigsten zeigt Ihnen der erste Urin am Morgen eine Übersäuerung an.

SYMPTOME EINER BELASTUNG MIT QUECKSILBER

- *Müdigkeit bis zur Schläfrigkeit*
- *Psychische Gereiztheit („explodiert" wegen jeder Kleinigkeit)*
- *Depressive Verstimmungen und Lustlosigkeit*
- *Kränkeln ohne richtige Beschwerden*

BELASTENDE MEDIKAMENTE

Im Normalfall hinterlässt die Einnahme eines Medikaments über wenige Tage – zum Beispiel ein Fiebermittel bei einer Erkältung – relativ geringe Schäden.
Allerdings mit einer Ausnahme: Antibiotika schädigen schon nach wenigen Tagen Einnahme die Darmflora (Seite 13) so stark, dass eine langanhaltende Abwehrschwäche des Darms mit häufigen Infekten entstehen kann.
Jede Dauereinnahme eines Medikamentes über Monate und Jahre hinweg belastet jedoch die Entgiftungsorgane Leber und Nieren, besonders bei den aufgelisteten Mitteln (Kasten).
Vorsicht ist vor allem dann geboten, wenn Sie Nieren-, Gallen- oder Leberprobleme haben und Medikamente einnehmen. Krankheitsbedingt können diese Organe die Medikamente nicht oder nur noch schlecht abbauen oder ausscheiden, so dass innerhalb von einer Woche die Wirkstoffkonzentration auf das Dreifache der geplanten Dosis steigen kann. Die im Beipackzettel angegebenen Nebenwirkungen sind dann praktisch nicht mehr vermeidbar.

GEFAHR DURCH MEDIKAMENTE

- *Blutdruckmittel (ACE-Hemmer, Betablocker u.a.)*
- *Herzmittel (wie Nifidepin-Präparate)*
- *Rheumamittel (entzündungshemmende Medikamente, Diclofenac-Präparate)*
- *Schmerzmittel (auch rezeptfreie)*
- *Psychopharmaka*
- *Cortisonhaltige Medikamente*
- *Krebshemmende Medikamente (Zytostatika)*
- *Immununterdrückende Medikamente (Immunsuppressiva)*

SYNDROM CHRONISCHER ERKRANKUNGEN

Manche chronischen Erkrankungen bringen auch chronische Erschöpfungszustände mit sich. Damit eine solche Erkrankung nicht unentdeckt bleibt, sollten Ihre Beschwerden von einem Arzt daraufhin überprüft werden.

ZUCKERKRANKHEIT (DIABETES MELLITUS)

Circa zwei Millionen Bundesbürger leiden an dieser Stoffwechselkrankheit, deren Ursache meist die mangelnde Produktion des Hormons Insulin in der Bauchspeicheldrüse ist. In vielen Fällen ist eine erbliche Disposition vorhanden, das heißt, die Eltern oder deren Geschwister hatten ebenfalls diese Zuckerkrankheit.

Typisch:
Zuckerkrankheit, Blutarmut, chronische Darm-, Lungen- oder schwerwiegende Herzerkrankungen, Schlafapnoe, schwere Arteriosklerose

Es werden 2 Arten unterschieden:

- Diabetes Typ 1 betrifft vor allem junge Menschen. Dieser Typ lässt sich am besten mit täglichen Insulinspritzen behandeln.

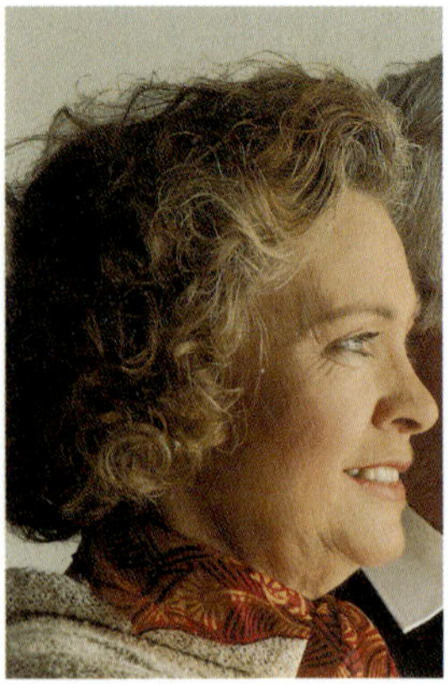

- Diabetes Typ 2 wird auch Altersdiabetes genannt. Er tritt erst nach dem vierzigsten Lebensjahr gehäuft auf, oft sogar erst nach dem Sechzigsten. Er ist mit einer speziellen zuckerfreien Diät oder mit Tabletten behandelbar. Nur selten müssen Insulinspritzen eingesetzt werden.

Ständige Müdigkeit kann ein Vorstadium der Zuckerkrankheit und damit ein wichtiges Alarmzeichen sein! In der Apotheke oder beim Arzt sind Zuckertest-Stäbchen oder -Streifen erhältlich, mit denen der Morgenurin sofort und auf einfache Weise auf die Ausscheidung von Zucker überprüft werden kann. Diese Tests dienen jedoch nur als Indiz, für eine medizinisch korrekte Diagnose sind weitere Untersuchungen nötig.

Tipp
Der Selbsttest ist vor allem für ältere Menschen empfehlenswert. Wird ein Diabetes über Jahre nicht erkannt, können schwere Augenschäden entstehen, die nicht mehr mit einer Brille korrigiert werden können.

BLUTARMUT (ANÄMIE)

Rote Blutkörperchen verdanken ihre Farbe dem eisenhaltigen Blutfarbstoff Hämoglobin (Abkürzung: Hb). In der Lunge bindet jedes Blutkörperchen Sauerstoff an seinen Blutfarbstoff und bringt ihn zu einer Körperzelle (Graphik Seite 28). Bei einem Mangel an rotem Blutfarbstoff, roten Blutkörperchen (Erythrozyten) oder Eisen kommt es zur Blutarmut, bei der alle Organe unzureichend mit Sauerstoff versorgt werden. Die körperliche und geistige Leistungsfähigkeit sinkt. Als Ursache für Blutarmut kommen in Frage:

- Mangel an Eisen in der Ernährung
- Mangel an Vitamin B12
- Mangel an Folsäure (eine Art von Vitamin)
- Schleichende Lebererkrankungen, die zu einer Eisen- und Vitaminaufnahmestörung führen können
- Zu starker Blutverlust bei der Periode infolge Hormonstörung oder infolge Gerinnungsstörung (zu dünnflüssiges Blut)
- Leberbedingte Gerinnungsstörung infolge Vitamin-K-Mangels, so dass man ständig zu blauen Flecken oder Zahnfleischbluten

WICHTIG: *Sind sie auffallend blass oder neigen Sie extrem zu blauen Flecken, so sollten Sie sich in die Behandlung eines erfahrenen Arztes begeben.*

neigt (bevorzugt bei Frauen, tritt manchmal als Nebenwirkung der Pille auf)

- Seltene Krankheiten des Knochenmarks

Neigung zu blauen Flecken und Zahnfleischbluten: Hinweis auf Vitamin K Mangel!

CHRONISCHE DARMERKRANKUNGEN

Chronische Durchfallerkrankungen wie Dünndarmentzündung (Morbus Crohn) und Dickdarmentzündung (Colitis ulcerosa) sind sehr selten und bleiben meist nicht unerkannt. Die häufigen Durchfälle (bis zu zehnmal pro Tag) treiben die Betroffenen zum Arzt, der an Hand von Darmspiegelungen und Probeentnahmen der Darmschleimhaut die Diagnose stellen kann.

CHRONISCHE LUNGENERKRANKUNGEN

Bei Krankheiten wie chronischer Bronchitis, chronischem oder allergischem Asthma sowie einer überblähten Lunge (Emphysem) kann die Lunge zu wenig Sauerstoff aus der Luft ins Blut befördern, so dass im gesamten Körper ein chronischer Sauerstoffmangel herrscht. Betroffene ringen bei jeder kleinsten Anstrengung nach Luft, bleiben bei jedem Treppen steigen mehrmals stehen und haben oft einen großen aufgeblähten Brustkorb. Wenn Sie mit solchen Beschwerden noch nicht in Behandlung sind, sollten Sie dringend einen Lungenfacharzt (Pulmologen) aufsuchen.

CHRONISCHE HERZLEIDEN

Auch bei chronischen Herzleiden besteht ein Sauerstoffmangel im Körper. Hier schaffen die Lungen den Sauerstoff zwar ausreichend ins Blut, doch ist der Weitertransport durch das Herz behindert. Verschiedene Ursachen können dafür verantwortlich sein:

- Chronische Herzmuskelschwäche (Herzinsuffizienz)
- Verengte Herzkranzgefäße durch Arteriosklerose (Angina pectoris)
- Vorstadium eines drohenden Herzinfarktes (Vernarbung des Herzens)
- Herzklappenfehler

WICHTIG:

Bei Herzerkrankungen treten die typischen Beschwerden (Atemnot, geschwollene Beine und gehäuftes nächtliches Wasserlassen) erst sehr spät auf. Deshalb sollten Sie, wenn Sie solche Symptome bei sich feststellen, sofort zum Arzt (Kardiologen)!

WICHTIG:

Wenn Sie solche Beschwerden bei sich feststellen, sollten Sie dies einem Arzt berichten. Denn auf Apnoe können schwere körperliche Leiden folgen, zum Beispiel hoher Blutdruck, Herzrhythmusstörungen, Herzinfarkt und Schlaganfall.

AUSSETZEN DER ATMUNG IM SCHLAF (APNOE)

Die milde Form dieser Schlafstörung ist gut bekannt als Schnarchen. Bei der Schlafapnoe aber setzt die Atmung oft für zehn Sekunden und länger aus, um dann mit einem explosionsartigen Schnarchton wieder einzusetzen. Während die Schlafenden selbst davon wenig mitbekommen, schrecken die Partner aus dem Schlaf und stehen Ängste um das Leben ihres Lebensgefährten aus. Von der Apnoe sind meistens Männer betroffen - häufig mit Übergewicht und oft schon ab 45 Jahren. Wegen des gestörten Schlafes sind die Betroffenen tagsüber ständig müde, abgeschlafft, gereizt und leiden unter Konzentrationsstörungen.

GEFÄSSVERKALKUNG IM ALTER (ARTERIOSKLEROSE)

Wenn eine Verkalkung der Blutgefäße nicht genügend Sauerstoff ins Gehirn und zu den Organen gelangen lässt, kann dies zu Ausfallserscheinungen mit Vergesslichkeit, Konzentrations- und Schlafstörungen führen, und mit der Zeit in einen Erschöpfungszustand münden.

CHRONISCHES MÜDIGKEITS-SYNDROM (CFS)

Das chronische Müdigkeits-Syndrom ist der einzige, von der konventionellen Medizin als Krankheit anerkannte Erschöpfungszustand. Es müssen jedoch gewisse Voraussetzungen

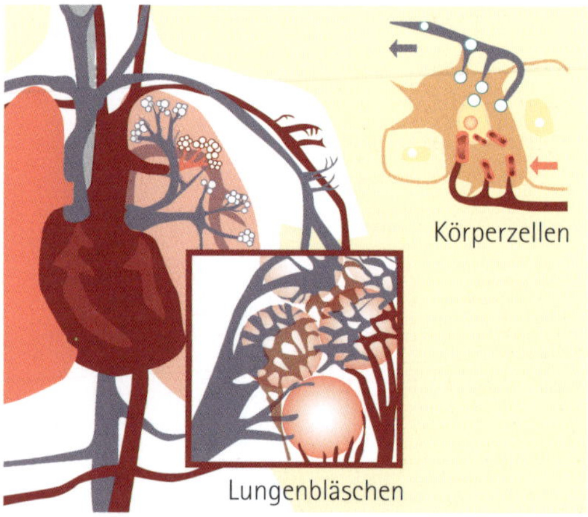

Das Blut wird in den Lungenbläschen mit Sauerstoff angereichert. Über die Blutgefäße (Arterien) gelangt es zu Zellen aller Organe.

erfüllt und alle organischen und psychischen Krankheitsursachen anderer Art (Liste Seite 91) ausgeschlossen sein.
Meiner Meinung nach dient der Begriff CFS lediglich als Sammelbecken für unerklärte Erschöpfungs-Syndrome. In meiner Praxis bei etwa 10.000 Fällen von Erschöpfungsbeschwerden gab es keinen, der nicht mit den bisher beschriebenen Erschöpfungstypen erklärbar gewesen wäre. Dennoch möchte ich Ihnen auch dieses Syndrom vorstellen. Damit ein Erschöpfungszustand als chronisches Müdigkeits-Syndrom diagnostiziert wird, sollten mindestens zwei der Hauptkriterien und sechs bis acht der Nebenkriterien erfüllt sein:

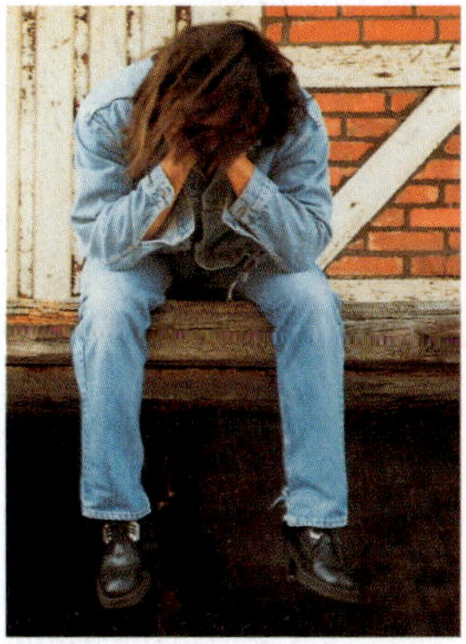

DIE HAUPTKRITERIEN

- Seit mindestens 6 Monaten dauernde oder immer wiederkehrende Müdigkeit, die sich durch Bettruhe, Schlafen und Urlaub nicht bessert und die früher nie so stark aufgetreten ist.
- Verminderung der gewohnten täglichen Leistungsfähigkeit um mindestens 50 Prozent
- Ausschluss einer organischen oder psychischen Erkrankung durch Arzt und Facharzt (Seite 91)

Typisch:
Zwei Hauptkriterien und zumindest sechs Nebenkriterien müssen erfüllt sein, alle anderen organischen und psychischen Krankheiten müssen ausgeschlossen sein.

DIE NEBENKRITERIEN

- Leichte Erhöhung der Temperatur zw. 37,5° und 38,6° Celsius
- Frösteln, Halsschmerzen
- Ständig geschwollene und eventuell schmerzhafte Lymphknoten in den Achselhöhlen oder am Hals
- Unerklärliche Muskelschwäche oder -schmerzen
- Nach anstrengender Tätigkeit tritt eine mindestens 24stündige Erschöpfung auf
- Unklare und unregelmäßige Kopfschmerzen
- Nervenstörungen oder -ausfälle wie Lichtempfindlichkeit oder vorübergehende Ausfälle im Sehbereich (Gesichtsfeldausfälle)
- Psychische Auffälligkeiten wie Vergesslichkeit, depressive Verstimmungen, Übererregbarkeit, Verwirrtheit, Konzentrations- oder Orientierungsprobleme
- Auffallend gesteigertes Schlafbedürfnis oder deutliche, monatelang anhaltende Ein- oder Durchschlafprobleme
- Plötzliches Auftreten der Symptome innerhalb weniger Tage.

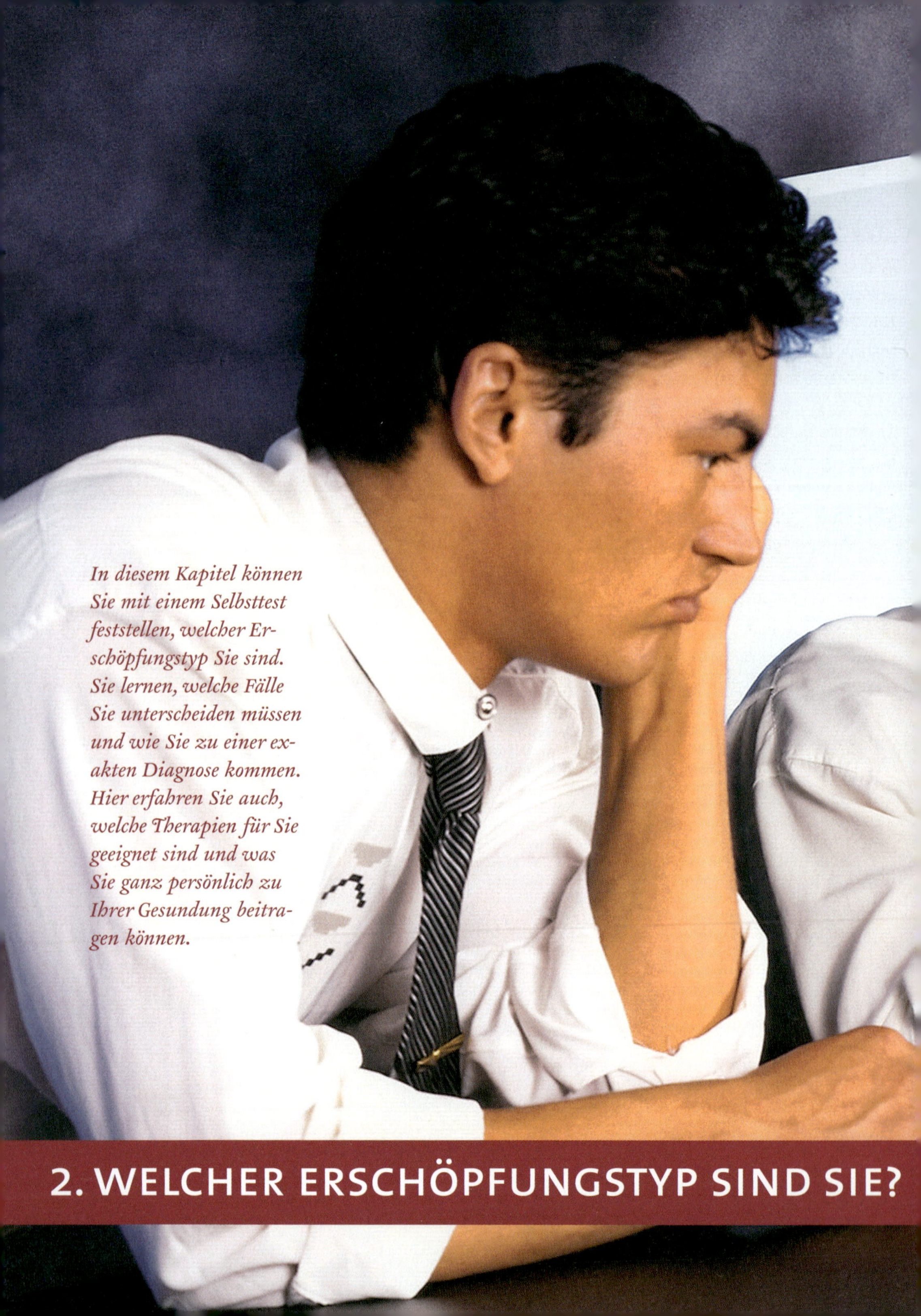

2. WELCHER ERSCHÖPFUNGSTYP SIND SIE?

In diesem Kapitel können Sie mit einem Selbsttest feststellen, welcher Erschöpfungstyp Sie sind. Sie lernen, welche Fälle Sie unterscheiden müssen und wie Sie zu einer exakten Diagnose kommen. Hier erfahren Sie auch, welche Therapien für Sie geeignet sind und was Sie ganz persönlich zu Ihrer Gesundung beitragen können.

WIE SIE IHREN ERSCHÖPFUNGSTYP ERKENNEN

Als Ratsuchender in Sachen Erschöpfung stehen Sie an einer Kreuzung mit zehn Wegweisern. Sie wissen nun ungefähr, wohin die Wege führen, doch welcher ist für Sie der richtige? Bei dieser Entscheidung möchte ich Ihnen mit einem Selbsttest helfen. Bitte beachten Sie jedoch bei akuten Problemen den Warnhinweis (Seite 95)!

SO GEHEN SIE VOR

Beantworten Sie die Fragen im Test (Seite 32) absolut ehrlich, nur dann kann Sie dieser kurze Fragebogen auf dem weiteren Weg richtig führen. Kreuzen Sie im Test alle Fragen an, die Sie mit Ja beantworten können.

AUSWERTUNG

Die Fragen werden in Vierergruppen ausgewertet. Jede Vierergruppe, in der Sie drei- oder viermal mit Ja geantwortet haben, führt Sie zu Ihrem persönlichen Erschöpfungstyp. Manchmal kann dies auch mehr als ein Typ sein (Mischtypen). Informieren Sie sich über jeden auf Sie zutreffenden Typ auf den angegebenen Seiten. Ergibt dieser einfache Selbsttest kein klares Resultat, können Sie bei mir einen ausführlichen Test anfordern (Adressen, Seite 92).

Wenn bei Ihnen kein klares Ergebnis herauskommt, können Sie den ausführlichen Fragebogen unter www.naturamed.de oder Telefon: (+49) 07524/990–222 anfordern.

Sie haben mehr als zwei Ja bei den Fragen	Ihr Erschöpfungstyp	weiterlesen auf
1 bis 4	Depressives Schwäche-Syndrom	Seite 33
5 bis 8	Nervöses Überforderungs-Syndrom	Seite 35
9 bis 12	Abwehrschwäche-Syndrom	Seite 38
13 bis 16	Kreislaufschwäche-Syndrom	Seite 39
17 bis 20	Hormonstörungs-Syndrom	Seite 41
21 bis 24	Stoffwechselschwäche-Syndrom	Seite 43
25 bis 28	Mangelernährungs-Syndrom	Seite 45
29 bis 32	Vergiftungs- und Allergie-Syndrom	Seite 47
33 bis 36	Syndrom chronischer Erkrankungen	Seite 49
37 bis 40	Chronisches Müdigkeits-Syndrom	Seite 51

SELBSTTEST: WELCHER ERSCHÖPFUNGSTYP BIN ICH?

Nr.	Frage	Ja?
1	Leiden Sie unter Hoffnungslosigkeit ohne Zukunftsperspektiven?	
2	Haben Sie schon einmal Selbstmordabsichten gehabt?	
3	Haben Sie über lange Zeit einen Angehörigen gepflegt?	
4	Haben Sie in den letzten zwei Jahren einen nahen Angehörigen verloren?	
5	Haben Sie einen schlechten, nicht erholsamen Schlaf?	
6	Haben Sie häufig Nacken-oder Kreuzverspannungen?	
7	Leiden Sie unter Ängsten, etwa im Aufzug oder vor dem Alleinsein?	
8	Haben Sie viel Streß in der Familie oder am Arbeitsplatz?	
9	Sind Sie dreimal im Jahr oder öfter erkältet?	
10	Sind Sie wetterfühlig?	
11	Haben Sie häufig Herpes-Lippenbläschen?	
12	Arbeiten Sie unter einer Klimaanlage?	
13	Müssen Sie langsam aus dem Bett, damit Ihnen nicht schwindelig wird?	
14	Sind Sie schwindelig nach dem Bücken oder morgens besonders müde?	
15	Ist nachts Ihre Nase verstopft, sind Sie morgens heiser oder verschleimt?	
16	Haben Sie Kopfschmerzen bei Wetterwechsel oder Fön?	
17	Haben Sie gerade eine Schwangerschaft oder Stillzeit hinter sich?	
18	Haben Sie Brustspannen vor der Periode?	
19	Sind Sie immer wieder auffallend empfindlich und weinerlich?	
20	Leiden Sie unter Hitzewallungen in den Wechseljahren?	
21	Häufen sich Blähungen, Verstopfung, Bauchkrämpfe oder Durchfälle?	
22	Wachen Sie häufig nachts zwischen 1:00 Uhr und 3:00 Uhr auf?	
23	Sind Sie nach dem Mittagessen müde und brauchen Ihren Mittagsschlaf?	
24	Vertragen Sie nur schwer 2 Glas Wein oder 2 Flaschen Bier?	
25	Neigen Sie beim Anstoßen gleich zu blauen Flecken?	
26	Haben Sie mit Darmpilzen zu tun?	
27	Neigen Sie zu Wadenkrämpfen oder sind Sie sehr blass?	
28	Essen Sie mehr als dreimal pro Woche Fertiggerichte?	
29	Nehmen Sie Asthma-, Blutdruck-, Herzmittel oder Psychopharmaka ein?	
30	Haben Sie Ekzeme, Neurodermitis oder gar Lebensmittelallergien?	
31	Wurde Holz in Ihrer Wohnung vor 1986 mit Holzlasur behandelt?	
32	Sind Sie Lösungsmitteldämpfen, Abgasen, giftigen Stäuben ausgesetzt?	
33	Hatten Sie eine lange Krankheit oder Gürtelrose (Herpes zoster)?	
34	Leiden Sie unter Zuckerkrankheit (Diabetes)?	
35	Leiden Sie unter erhöhtem Blutdruck, besonders des unteren Wertes?	
36	Haben Sie eine Krebserkrankung durchgemacht?	
37	Haben Sie bei Bewegung Fieber um 38 ° C, nicht aber morgens im Bett?	
38	Sind Ihre Halslymphknoten geschwollen?	
39	Fühlen Sie sich nicht erholt, obwohl Sie mehr als 11 Stunden schlafen?	
40	Haben Sie unerklärliche Muskelschwäche oder Muskelschmerzen?	

WAS TUN BEI DEPRESSIVER SCHWÄCHE?

Ihr Erschöpfungstyp ist das Depressive Schwäche-Syndrom (Seite 9). Depressive Stimmungen sind für Sie ein zentrales Thema.

DEPRESSION ALS REAKTION AUF ÄUSSERE EREIGNISSE

Geeignete Ansprechpartner

Die Trauerarbeit bei Verlust eines geliebten Menschen braucht Zeit – oft über ein Jahr – und lässt sich nur wenig beeinflussen. Hilfreich sind in dieser Zeit Gespräche mit vertrauten Menschen, die gut zuhören können und selbst Leid erlebt haben. Fehlen Ihnen solche vertrauten Gesprächspartner oder sehen Sie eventuell sogar keinen Sinn in der Fortsetzung Ihres Lebens, so suchen Sie bitte professionelle Hilfe. Priester, Psychologen, Lebenshilfeeinrichtungen und Nottelefone sind nur einige der geeigneten Ansprechpartner mit der nötigen Erfahrung, die auf Sie achten, Ihnen wieder Mut machen und Ihnen dabei helfen können, neue lebenswerte Ziele zu finden.

DEPRESSION DURCH INNERE URSACHEN

Fehlen offensichtliche äußere Umstände zur Erklärung Ihrer depressiven Erschöpfung, so kommen körperliche Erkrankungen in Frage. In diesem Fall ist es wichtig, Klarheit über die Situation zu bekommen und bestimmte Krankheiten auszuschließen. Sprechen Sie mit Ihrem Hausarzt, welche seiner Kollegen dabei helfen können, Schilddrüsenerkrankungen und Stoffwechselstörungen (beim Internisten), Nerven- und Gehirnerkrankungen (beim Neurologen) und Hormonstörungen (beim Gynäkologen) abzuklären. Wenn diese Untersuchungen keine oder keine klare Diagnose erbringen, empfehle ich Ihnen eine naturmedizinische Spezialuntersuchung: Thermoregulations-Diagnostik (Seite 54), Störfeldsuche (Seite 53) oder Bio-Dynamische Eiweißuntersuchung (Seite 54) sind hierzu geeignet und zum Beispiel in der Lage, die ansonsten oft unentdeckte leberbedingte Depression (Seite 10) aufzuspüren.

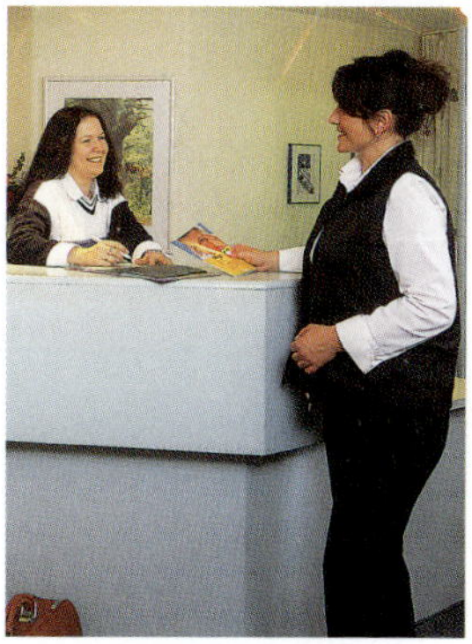

Eine ganzheitliche Ursachendiagnose kann Klarheit bringen.

SONDERFALL: LEBERERKRANKUNG

Medikamente verschlimmern die Beschwerden

Im Falle einer Lebererkrankung wird jede konventionelle (chemische) Behandlung Ihre Symptome verschlimmern, da die ohnehin geschwächte Leber zusätzlich die für sie gedachten Medikamente abbauen muss. Lassen Sie unbedingt eine Spezialuntersuchung auf die drei ansteckenden Leberviren der Hepatitis A, B und C machen, denn frühere Lebererkrankungen können durch schwere Belastungen wieder aufflackern. Aber nicht alle Leberentzündungen müssen von Bakterien, Viren oder Pilzen verursacht sein. Chronischer Stress (hier: runtergeschluckter Ärger – wenn einem „eine Laus über die Leber gelaufen ist“) kann dies ebenso.

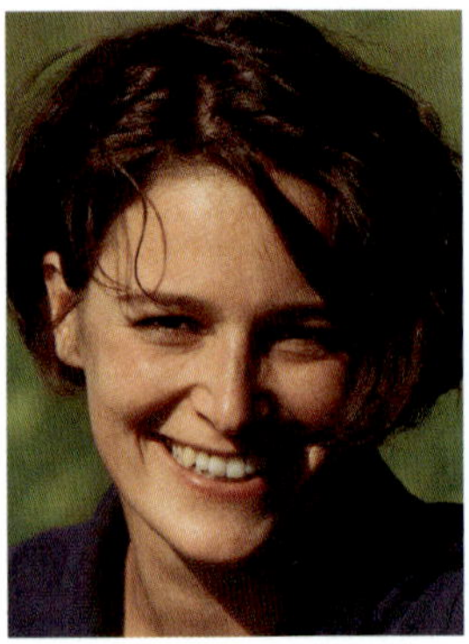

GEEIGNETE THERAPIEN

- Eine depressionsbedingte Selbstmordgefahr kann vom Stoffwechsel abhängig sein. Für diese Fälle gibt es Hilfe aus der Homöopathie (Seite 69).
- Vom Homöopathen ausgewählte Einzelmittel helfen gezielt gegen Depression, z. B. Gold in D30.
- Die Bewegungstherapie nach Dr. Trager (Seite 60) löst seelische Verkrampfungen.
- Nach norwegischem Vorbild wird nun auch in Deutschland Ultraviolett-Strahlung (UV-B und UV-C, Seite 58) erfolgreich gegen Depressionen eingesetzt.
- Zur Therapie von Hormonstörungen in den Wechseljahren lesen Sie bitte Seite 41.
- Für die Behandlung der Leber eignen sich je nach Situation betreute Entgiftungs- oder Fastenkuren, Vitamin B (Seite 67), Ozon-Eigenblutinfusionen (Seite 56) und die homöopathische Ausleitung von Schadstoffen.

WAS SIE SELBST TUN KÖNNEN

Lassen Sie sich antreiben

- Allen Depressionen ist gemeinsam, dass die Betroffenen morgens nicht aus dem Bett kommen. Wenn Sie es nicht alleine schaffen, bitten Sie einen Angehörigen oder Mitbewohner, Sie anzutreiben.
- Die Frischedusche nach Pfarrer Kneipp (Seite 83) ist nach dem Aufstehen zum Aufbleiben äußerst hilfreich.
- Jede Art von Ausdauersport (Seite 79) ist für Sie gut. Im idea-

len Fall schließen Sie sich einer sportlichen Gemeinschaft an - zum besseren Durchhalten.
- Pflanzliche Mittel wie Johanniskrautkapseln (Seite 86) helfen ebenfalls, aber mindestens 600 mg pro Tag .

DAS HILFT BEI NERVÖSER ÜBERFORDERUNG

Ihr Erschöpfungstyp ist das nervöse Überforderungs-Syndrom (Seite 11). Stress ist für Sie ein zentrales Thema: Sie sind überfordert, weil Sie nicht zur Ruhe kommen. Sie kommen nicht zur Ruhe, weil „etwas“ Sie zur Rastlosigkeit treibt. Dieses Etwas ist in der Mehrzahl der Fälle das Streben nach Zuwendung, Anerkennung und Selbstbestätigung. Dafür übernehmen Sie zu viele Aufgaben, dafür nehmen Sie Krankheit und chronische Verschleißerscheinungen in Kauf. Das Motiv für Ihren übermäßigen Einsatz kann unterschiedlich sein: Das von der modernen Psychologie aufgegriffene, über tausend Jahre alte System des Enneagramms (siehe Seite 37 und Bücher Seite 92) kennt neun verschiedene Arten der Suche nach Selbstbestätigung:

Neun Wege zur Selbstbestätigung

- Der Perfektionist überfordert sich, weil er alles „150-prozentig“ machen möchte. Er zieht seine Selbstbestätigung aus dem Lob für perfektes Arbeiten.
- Der Helfer opfert sich für seine Mitmenschen auf, so dass er ständig überlastet ist. Er missachtet seine eigenen körperlich -seelischen Grenzen und neigt deshalb zu chronischen Krankheiten (etwa Gallensteinen).
- Der Manager arbeitet süchtig für seinen Erfolg, der ihm sein äußeres Image gibt. Er behandelt seinen Körper als Hochleistungsmaschine, der keine Grenzen gesetzt sind.
- Der Künstler spielt täglich eine neue Rolle und benötigt für deren Inszenierung zu viel Zeit. Doch nur wenn jeder Tag etwas Besonderes ist, fühlt sich der Künstler bestätigt.
- Der Denker ist selten gestresst, da er sich viel Zeit für seine geistige Welt nimmt und einen ausgeprägten Selbstschutz besitzt.
- Der Konstante ist Ansichten und Tätigkeiten treu bis in den Tod. Er arbeitet trotz Krankheit weiter und gewinnt seine Selbstbestätigung aus der täglichen Zuverlässigkeit.

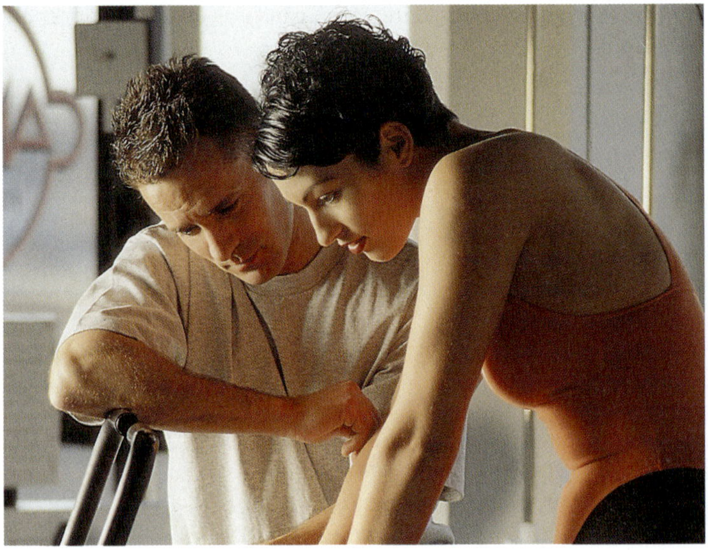

Der Manager behandelt seinen Körper als Hochleistungsmaschine.

- **Der Fantast** schwelgt ständig in neuen Ideen, die er am besten gleichzeitig – verwirklichen will. So leidet er unter ständiger Unruhe.
- **Der Macho** will ständig seine Umwelt beherrschen und einschüchtern nach dem Motto: Angriff ist die beste Verteidigung - auch wenn niemand angreifen will! Dies kostet viel Kraft.
- **Der Pazifist** lenkt aus Angst vor Konfrontation alle Aggression auf sich selbst. Nach außen wirkt er oft untätig und faul. Sein Stress besteht nur innerlich.

Befreien Sie sich von zwanghaftem Bestätigungsdrang

Zu welchem Typ Sie auch gehören mögen: Nehmen Sie die Alarmzeichen Ihres Körpers ernst und befreien Sie sich von zwanghaftem Bestätigungsdrang. Überlegen Sie, ob Sie nicht bereits therapeutische Hilfe benötigen (Adressen, Seite 92). Ändern Sie Ihren Lebensstil, bevor der Herzinfarkt dies für Sie tut!

GEEIGNETE THERAPIEN

Die Bewegungstherapie nach Dr. Trager (Seite 60) löst stressbedingte körperlich-seelische Verspannungen.

- Die Manuelle Muskeltherapie (Seite 61) löst schmerzhafte Muskelverhärtungen.

- Die Shiatsu-Massage (Seite 59) harmonisiert die Körperenergien.
- Die Dauerbrause (Seite 63) entstresst am schnellsten.

WAS SIE SELBST TUN KÖNNEN

Planen Sie Ihren Tag: Nehmen Sie sich dafür regelmäßig 15 Minuten Zeit. Diese wenigen Minuten verschaffen Ihnen Überblick und entlasten von der drohenden Hektik.

- Planen Sie Zeiten der Entspannung ein: als intellektueller Typ zum Lesen, als Bewegungstyp für sportliche Aktivitäten, als kreativer Typ für künstlerische Tätigkeiten.
- Lassen Sie Ihre Überforderung nicht an Mitmenschen aus. Toben Sie sich vielmehr bei sportlichen Wettkämpfen aus und vergessen Sie den anschließenden geselligen Teil nicht.
- Schaffen Sie Abstand von Zuhause und Beruf, um Zeit zur Besinnung zu finden. Meist gelingt dies in der Gruppe viel leichter als alleine: Besuchen Sie deshalb Meditationskurse (Seite 77), Yogakurse, religiöse Exerzitien oder andere Gruppenveranstaltungen, in denen Zeiten der Stille und des Nachdenkens vorgesehen sind (Adressen, Seite 92).
- Informieren Sie sich über Anti-Stress-Techniken, die Ihnen zusagen (Bücher Seite 92).

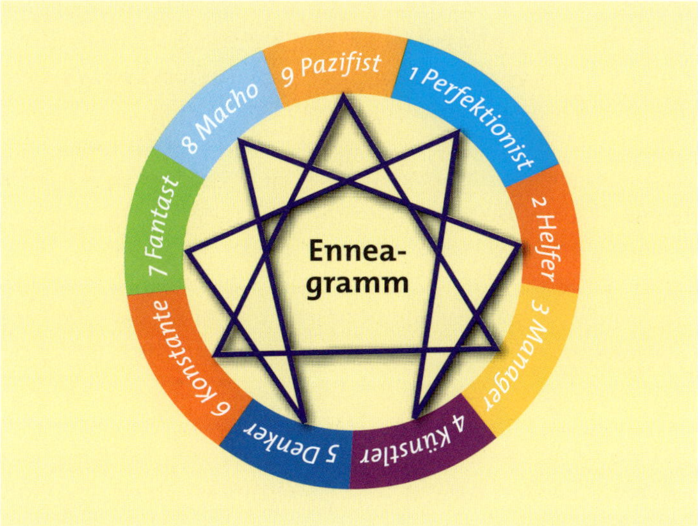
9 Pazifist
1 Perfektionist
2 Helfer
3 Manager
4 Künstler
5 Denker
6 Konstante
7 Fantast
8 Macho
Ennea-
gramm

Die neun Arten der Selbstbestätigung im Enneagramm.

- Nutzen Sie Angebote von Anti-Stress-Seminaren (Seite 92), die psychologisch betreut sind und Hilfsmittel anbieten, um Überforderungssituationen zu ändern.
- Pflanzliche Mittel wie Baldrian oder Kava-Kava (Seite 86/87) beruhigen bei innerer Unruhe.

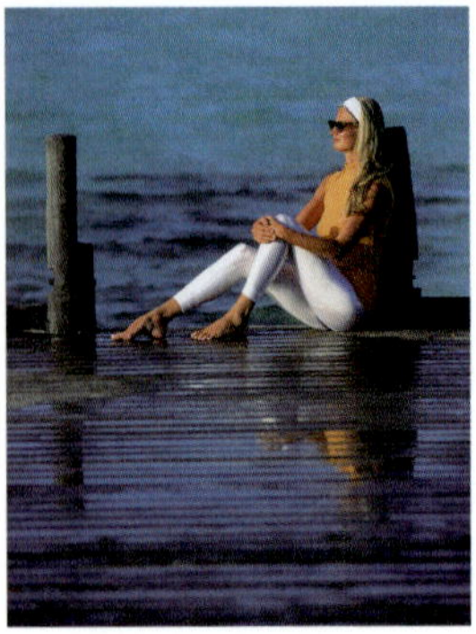

Warum man ausgerechnet im Urlaub krank wird

MASSNAHMEN BEI ABWEHRSCHWÄCHE

Ihr Erschöpfungstyp ist das Abwehrschwäche-Syndrom (Seite 12). Infektionen sind bei Ihnen häufig.

IMMUNKOLLAPS NACH STRESS

Stress setzt Ihren Körper in einen dauernden Alarmzustand, der auch die Immunabwehr laufend anregt. Fällt diese gewohnte Dauerstimulation plötzlich weg (beispielsweise im Urlaub), so bricht das Immunsystem zusammen. Ihr Körper nimmt sich die längst fällige Entgiftungsphase – für die ja nie Zeit war – und scheidet Schlackenstoffe zum Beispiel über eiternde Mandeln oder fieberndes Schwitzen aus.
Diesen Zustand anhaltend zu verhindern heißt, eine langfristige Entstressung (Seite 35) durchzuführen.

STÖRUNG DER DARMFLORA (ANTIBIOTIKAFOLGEN)

Die Zerstörung der Darmflora kann zu einer schwerwiegenden Immunschwäche mit Wachstum von Fäulnisbakterien und Pilzen führen (Seite 13). Häufig tritt in dieser Situation eine Infektion im Hals-Rachenbereich auf. Ein Pilzbefall ist an den üblichen Zeichen (Seite 14) erkennbar (Bücher, Seite 92).

GEEIGNETE THERAPIEN

- Lassen Sie beim Hausarzt eine Blut- oder Stuhluntersuchung auf Pilze durchführen. Als naturmedizinische Diagnosetests für den Zustand Ihres Immunsystems kommen das Candida-Immmunprofil (Seite 55) und der Immun-Hauttest (Seite 55) in Frage.
- Für den Wiederaufbau der Darmflora gibt es Präparate mit Bakterienkulturen, die über 6 bis 12 Monate eingenommen werden müssen. Dies ist nach jeder Einnahme von Antibiotika erforderlich!

- Bei leichteren Störungen der Darmflora kann eine Colon-Hydro-Therapie (Seite 65) zur Entschlackung und Regenerierung beitragen. Bei schwerwiegender Störung ist eine Symbioselenkung (Seite 66) erforderlich, die ein bis zwei Jahre Geduld verlangt, aber schon nach wenigen Monaten Beschwerdefreiheit verschafft.

Möglichkeiten zur Wiederherstellung des Darms

WAS SIE SELBST TUN KÖNNEN

- Entstressen Sie sich mit hilfreichen Meditationsübungen (Seite 78).
- Steigern Sie Ihre Abwehrkräfte durch tägliche Frischedusche (Seite 83), regelmäßigen Ausdauersport (Seite 80) und wöchentlichen Saunabesuch (Seite 83).
- Reduzieren Sie Ihren Süßigkeitenkonsum drastisch. Meine persönliche Empfehlung: Essen Sie Süßes nur auf vollen Magen, nicht zwischendurch und nicht nebenbei. Konzentrierter Zucker auf leeren Darm schadet der gesunden Darmflora besonders stark.
- Wollen Sie einen Immunkollaps im Urlaub vermeiden, können Sie eine Kurztherapie (etwa 2 Wochen vor dem Urlaub) mit immunsteigernden pflanzlichen Mitteln (Seite 85) oder Bienenprodukten (Seite 90 durchführen).

WAS BEI KREISLAUFSCHWÄCHE HILFT

Ihr Erschöpfungstyp ist das Kreislaufschwäche-Syndrom (Seite 15). Ein von Normalwerten abweichender Blutdruck kann typbedingt ganz unproblematisch sein: Der Körper hat sich daran gewöhnt und zeigt keinerlei Beschwerden. Leiden Sie jedoch unter echten Kreislaufbeschwerden (Seite 15), dann sollten Sie sich beim Hausarzt untersuchen lassen. Sonderfälle für Kreislaufprobleme sind:

KRAMPFADERN

Vor allem nach mehreren Geburten leiden Frauen unter Krampfadern. Durch die Erweiterung der Venen ist der Rückfluss des Blutes zum Herzen erschwert: Das Blut „versackt" in den Beinen und die Lymphflüssigkeit aus dem Blut lässt die Beine anschwellen.

Venenklappen sorgen dafür, dass das Blut nicht zurückläuft. Bei erweiterten Venen (Krampfadern) schließen die Venenklappen nicht mehr richtig.

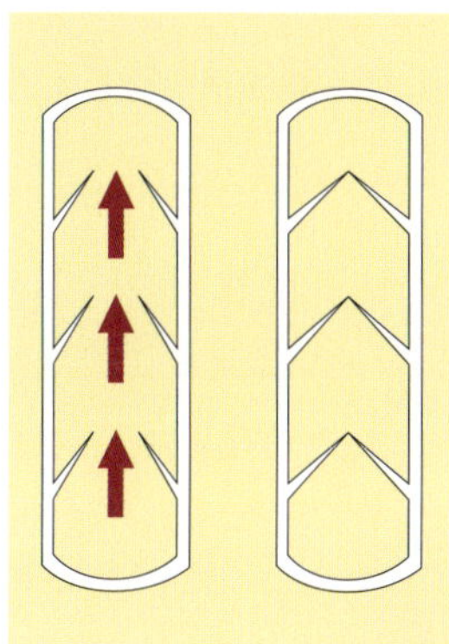

Durch meditative Entspannung erreichen Sie ein inneres Gleichgewicht, das bei jedem Erschöpfungszustand heilsam ist.

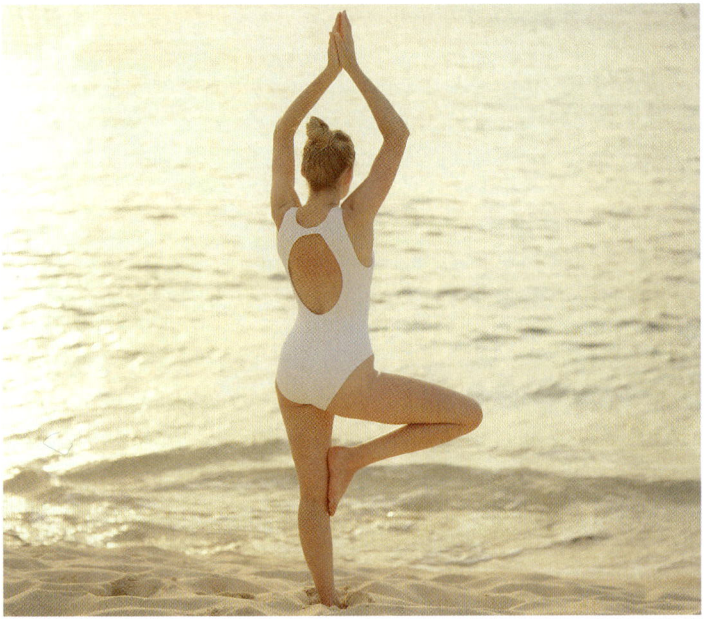

KALTE HÄNDE, KALTE FÜSSE

Sind Hände und Füße ständig eiskalt, muss an eine chronische Durchblutungsstörung (für den Arzt: Morbus Raynaud) gedacht werden. Sind Sie jünger als 50 Jahre, kann dafür eine Leberstörung oder etwa eine Holzschutzmittel-Vergiftung verantwortlich sein, die zu Verspannungen der Blutgefäßmuskeln führt.

GEEIGNETE THERAPIEN

Bei Krampfadern sollten Sie sich vom Facharzt beraten lassen. Bedenken Sie, dass Veröden und Operation keine Allheilmittel sind, da die verbleibenden Venen umso schneller ausleiern. Besserung ist in begrenztem Umfang über das Training der Gefäßmuskulatur durch regelmäßige Wasseranwendungen (Seite 81) möglich.

- Bei geschwollenen Beinen sind Lymphdrainagen (Seite 64) und eine Serie von Dauerbrausen (Seite 63) sehr effektiv.
- Bei extremen Kreislaufbeschwerden können Sie nebenwirkungsfreie pflanzliche Kreislaufmittel vom Arzt bekommen. Wie die konventionellen Mittel auch, bedeuten Sie jedoch keine Heilung.

- Ozontherapie (Seite 56) und Sauerstoffinhalation nach Professor Ardenne (Seite 58) bringen anhaltende Besserung bei kalten Händen und Füßen.

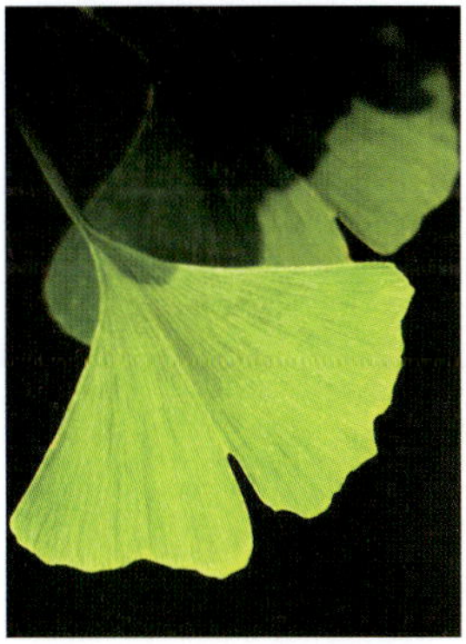

Das Blatt des Gingko, eine der ältesten Baumarten der Erde.

WAS SIE SELBST TUN KÖNNEN

Bei kalten Händen und Füßen helfen die Blätter des Ginkgobaumes (Seite 86), als Tee oder Medikament eingenommen.
Trainieren Sie Ihren Kreislauf durch eine morgendliche Frischedusche (Seite 81) und treiben Sie regelmäßig Ausdauersport (Seite 79). Auch morgendliche Gymnastik von 15 Minuten bei offenem Fenster regt Ihren Kreislauf an.
Blütenpollen (Seite 90) verbessern ebenfalls auf harmlose Weise den Kreislauf.

WAS SIE BEI HORMONSTÖRUNGEN TUN KÖNNEN

Ihr Erschöpfungstyp ist das Hormonstörungs-Syndrom (Seite 17). Depressive Stimmungen sind für Sie ein zentrales Thema.

WEIBLICHE HORMONSTÖRUNG IN JUNGEN JAHREN

Wenn Sie auffällige Unregelmäßigkeiten oder starke Schmerzen bei der Periode haben, sollten Sie nach der Ursache (Eierstockentzündung, Schilddrüsenstörung) forschen lassen. Bei Hormonstörungen mit Brustspannen vor der Periode, Neigung zu Eierstockzysten oder starken Krämpfen können nur naturmedizinische Diagnoseverfahren wie Thermoregulationsdiagnostik (Seite 54) und BDE-Untersuchung (Seite 54) weiterhelfen.

HORMONSTÖRUNG IN UND NACH DEN WECHSELJAHREN

Nach versteckten Ursachen forschen

Obwohl die Menopause – meist erblich bedingt – auch unter 52 Jahren eintreten kann, ist in diesen Fällen immer zusätzlich nach einer Hormonstörung durch versteckte Eierstockentzündung zu forschen. Da die gynäkologische Untersuchung nur akute Entzündungen aufdeckt, empfehle ich hierzu die Thermoregulationsdiagnostik (Seite 54) oder die BDE-Untersuchung (Seite 54). Bei starken Hormonmangelerscheinungen ist eine Blutuntersuchung (beim Gynäkologen) erforderlich.

SCHILDDRÜSENSTÖRUNG

Abgesehen von nahrungsbedingtem Jodmangel (Seite 17) kann ein Pubertätskropf bei Mädchen auftreten. Ihm liegt häufig eine unerkannte Eierstockentzündung nach Unterkühlung zu Grunde. Durch Wechselwirkungen zwischen den verschiedenen Hormondrüsen kann dies schließlich zur Überfunktion der Schilddrüse führen.

ADRENALINMANGEL DER NEBENNIERE

Adrenalin ist ein Hormon, das bei Stress (Angst) im Körper freigesetzt wird. Hunde und andere Tiere können dieses Hormon – und damit die Angst – riechen und mit Aggression reagieren. Bereits leichte Mangelerscheinungen können mit Hilfe der BDE-Blutuntersuchung (Seite 54) erkannt werden. Diese extrem seltene Krankheit gehört in die Behandlung eines Spezialisten (Endokrinologen).

WARNHINWEIS

Beim Absetzen von Hormontabletten oder -pflastern können monatelange Entzugserscheinungen mit starken Hitzewallungen auftreten.

GEEIGNETE THERAPIEN

Bei Hormonstörungen mit Brustspannen helfen homöopathische Einzel- oder Komplexmittel (Seite 70). Konventionelle Hormongaben sind hier meist unwirksam.
Bei chronischer Eierstockentzündung helfen Homöopathie (Seite 69) und Enzyme (Seite 89). Beachten Sie, dass bei der gynäkologischen Ultraschall-Untersuchung nur Umrisse und keine Entzündungen erkannt werden!

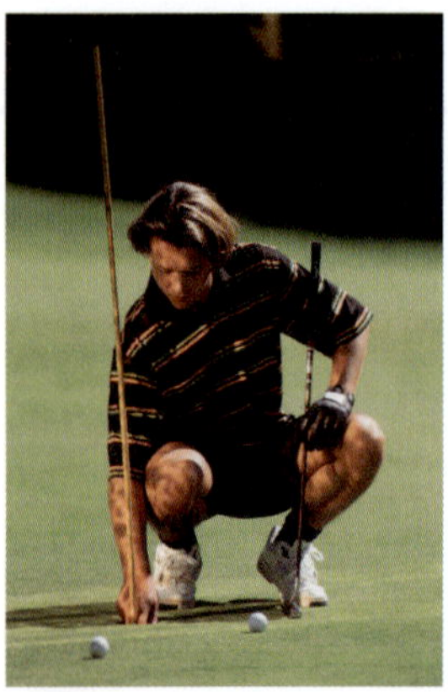

WAS SIE SELBST TUN KÖNNEN

- Bei Wechseljahresbeschwerden: Aktivieren Sie Ihre Selbstheilungskräfte auf vier Wegen:
  1. Regelmäßige Wasseranwendungen (Seite 81), beispielsweise 2mal wöchentlich ein Sitzbad über 20 Minuten mit Kamillenzusatz, 30 Minuten Bettruhe.
  2. Aerobe Bewegung (Seite 79).
  3. Entscheidend für das Wohlbefinden ist konsequentes Einhalten gemäßigter Vollwertkost auf überwiegend vegetarischer Basis (Bücher, Seite 92). Verzichten Sie weitgehend auf Salz, damit sich im Gewebe kein Wasser ablagert. Geizen Sie mit Fett und Kohlenhydraten zugunsten von Eiweiß. Meiden Sie Alkohol, Kaffee und Nikotin.

Bauen Sie – wenn möglich – überflüssige Pfunde ab. Allein durch Abnehmen erledigen sich viele Wechseljahresbeschwerden ohne weitere Therapie.

4. Pflanzliche Heilmittel: Cimicifuga (Seite 87) und/oder Johanniskraut (Seite 86).

- Bei Jodmangelkropf: Nehmen Sie Jod als Lebensmittel (jodiertes Salz, Meeresfisch) oder Medikament zu sich. Machen Sie regelmäßig Urlaub am Meer, wo Sie jodhaltige Luft einatmen und jodhaltigen Fisch essen können.
- Beim Absetzen von Hormontabletten oder -pflastern helfen Ihnen hormonähnlich wirkende Pflanzenpräparate (etwa Rhabarberextrakt) und/oder biologische Medikamente (wie Milzextrakt), jeweils 1mal 2 Kapseln täglich über 6 bis 12 Monate.
- Wenn Sie die Hektik stressiger Situationen nicht ertragen können, ist Baldrian oder Johanniskraut (Seite 86) hilfreich.

Tipp
Wenn Hitzewallungen hochsteigen, halten Sie Ihre Hände unter fließendes kaltes Wasser. Ein heißes Bad am Abend, dem ein Badezusatz aus Baldrian oder Rosmarin zugesetzt wird, entspannt Sie und verhilft Ihnen zu gesundem Schlaf.

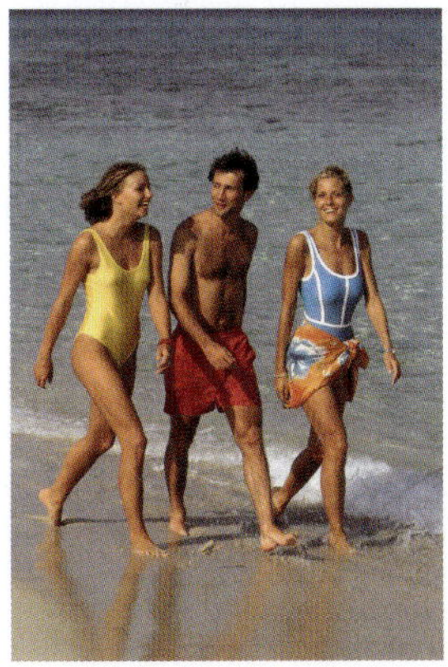

WIE SIE EINER STOFFWECHSELSCHWÄCHE DEN KAMPF ANSAGEN

Ihr Erschöpfungstyp ist das Stoffwechselschwäche-Syndrom (Seite 18). Beschwerden mit dem Verdauungstrakt sind für Sie ein zentrales Thema.

CHRONISCHE LEBERERKRANKUNG

Was Alkoholunverträglichkeit aussagt

Die wenigsten Leberstörungen sind alkoholbedingt, aber keine geschädigte Leber verträgt Alkohol, da der nur in der Leber abgebaut werden kann. Deshalb: Wenn Sie Alkohol trotz guter Leberwerte schlecht vertragen (Seite 18), lassen Sie eine Thermoregulationsdiagnostik (Seite 54) und einen BDE-Bluttest (Seite 54) durchführen. Nur so erfahren Sie den wirklichen Zustand Ihres Leberstoffwechsels.

GALLENBESCHWERDEN

Häufige (oft stinkende) Blähungen oder Darmrumoren, ein heller bis weißer Stuhl (dann sofort zum Arzt!) oder gehäufte Durchfälle nach Fettgenuss sind ebenso typische Beschwerden

Bei Gallenbeschwerden auch die Leber testen lassen!

eines gestörten Gallenstoffwechsels wie die extrem schmerzhaften Gallenkoliken. Bei allen plötzlichen Koliken ist mit Ultraschall nach Gallensteinen zu fahnden, die relativ problemlos mit Laser oder Operation entfernt werden können. Doch diese Sicherheit trügt: Allen Gallenerkrankungen liegt als eigentliche Ursache eine langjährige Störung der Leber zugrunde (Seite 18). Lassen Sie deshalb rechtzeitig nach Leberstörungen forschen.

Chronische Bauchspeicheldrüsenschwäche

Während eine akute Entzündung der Bauchspeicheldrüse (Pankreas) starke Bauchschmerzen hervorruft, verläuft die chronische Störung unscheinbar und äußert sich lediglich durch Müdigkeit nach jedem Essen.

Chronische Verstopfung

Bei tagelanger Verstopfung bleiben alle unverdaulichen Schlacken ebenso lang im Darm liegen. Statt zur Ausscheidung zu kommen, belasten darin enthaltene Gifte nun den Stoffwechsel. Chronische Müdigkeit und Antriebsschwäche können die Folge sein.

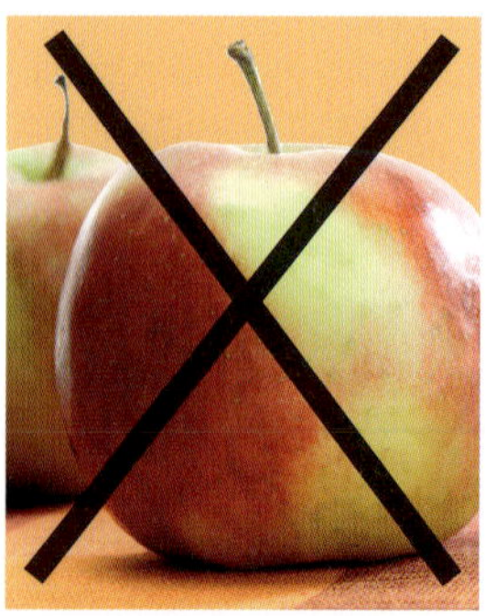

Abends kein Obst und keine Rohkost da ansonsten durch Gärungsprozesse Darm und Leber belastet werden.

Geeignete Therapien

- Bei Lebererkrankungen ist eine ausdauernde homöopathische Behandlung (Seite 69) angezeigt.
- Bei einer Schwäche der Bauchspeicheldrüse kann der Arzt die fehlenden Verdauungssäfte durch künstliche (aus Schweinepankreas) ersetzen.
- Bei chronischer Verstopfung wirkt die Colon-Hydro-Therapie (Seite 65) erleichternd und regt die Darmbewegung an.

Was Sie selbst tun können

- Bei Leberschwäche helfen Mariendistel-Kapseln (Seite 87).
- Gegen Blähungen sind zur Anregung der Gallenfunktion verschiedene Gallentees in Apotheken erhältlich. Auch Knoblauch (Seite 87) und Artischockenpräparate (Seite 86) helfen gut.
- Bei jeder Stoffwechselstörung ist auf fettarme Ernährung zu achten. Essen Sie nach 19:00 Uhr kein Obst und keinerlei

Rohkost. Da die Leber abends weniger Verdauungssäfte produziert, kommt es sonst zu Gärungsprozessen, die Sie unruhig schlafen lassen.

- Bei Verstopfung können Sie mit pflanzlichen Abführtees, Kleie, Alfalfa-Tabletten (2mal 8 bis 12 täglich) Spaziergängen und anderen einfachen Mitteln für einen regelmäßigen Stuhlgang sorgen. Nach der Organuhr der Akupunkturlehre (rechts) ist der Darm hauptsächlich von 5:00 bis 7:00 Uhr aktiv, die beste Zeit für eine Entleerung ist deshalb am Ende seiner Tätigkeit um 7:00 Uhr. Vielen Menschen hilft morgens die darmanregende Wirkung von Kaffee, Schwarztee oder Grüntee (maximal 3 Minuten ziehen lassen). Nur bei wenigen Gallen- und Magenerkrankungen werden diese Getränke nicht vertragen. Täglicher Stuhlgang ist lebensnotwendig – wenn die vorgeschlagenen Methoden nicht wirken, kann Ihnen Ihr Arzt oder Apotheker stärkere pflanzliche Präparate empfehlen.

Wenn es immer zur gleichen Zeit schlechter geht, hilft die Organuhr, das erkrankte Organ zu entlarven.

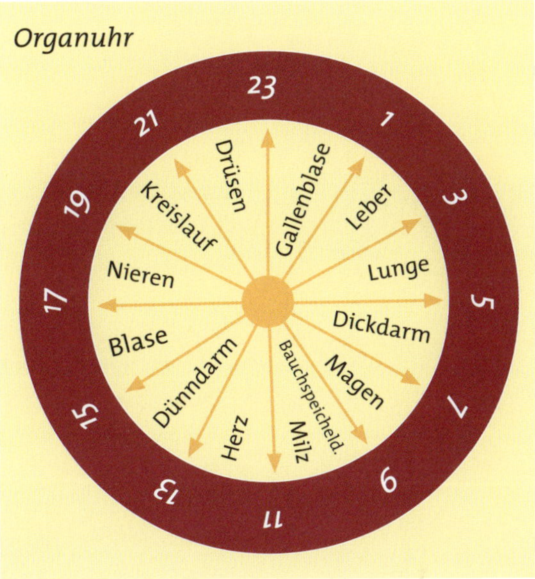

MANGELERNÄHRUNG BESEITIGEN

Ihr Erschöpfungstyp ist das Mangelernährungs-Syndrom (Seite 20).

VITAMINMANGEL BEI KINDERN

Manche Kinder essen, selbst bei großer Überredungskunst der Mutter und schmackhafter Zubereitung, nur ungern Obst und Gemüse. Oft liegt bei ihnen eine Leberstörung vor, und sie waren schon als Säugling nach der Geburt über längere Zeit gelb. Später verweigern sie dann hartnäckig, wegen der stets nachfolgenden Bauchschmerzen, jegliches Obst und Gemüse. Vitaminmangel ist die Folge.

Vitaminmangel durch Großküchen

VITAMINMANGEL DURCH FEHLERNÄHRUNG

Alte Menschen essen wegen fehlender Bewegung meist nur noch kleine Portionen. Wenn sie dann noch von einer Großküche versorgt werden (Essen auf Rädern, Altersheim), kann über Jahre leicht ein nahrungsbedingter Vitaminmangel entstehen. Großstadthektik, bequeme Schnellküche (Seite 21) und Kantinenessen bringen den selben Effekt beim arbeitenden Teil der Bevölkerung mit sich. Zigaretten-, Alkohol- und Süßigkeitenkonsum sorgen für weitere Mangelerscheinungen.

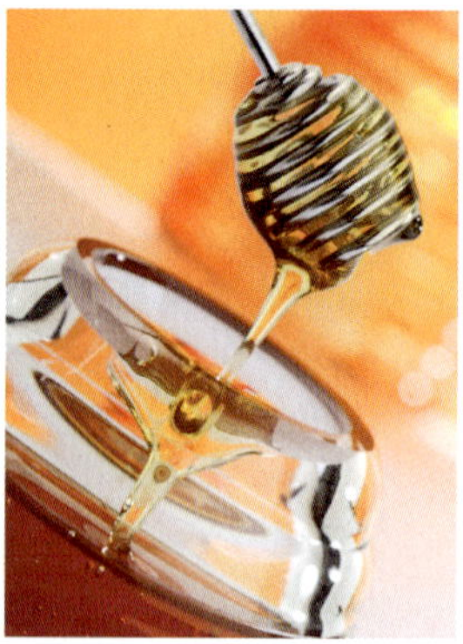

NIEDRIGER BLUTZUCKERSPIEGEL (HYPOGLYKÄMIE)

Meiden Sie bei dieser Störung (Seite 22) jedes Lebensmittel mit Zucker (Marmelade, Honig), da Sie sonst in nervöse oder zittrige Zustände geraten. Zwischenmahlzeiten sind morgens und nachmittags dringend angeraten.

GEEIGNETE THERAPIEN

- Bei Fehlernährung empfehle ich eine professionelle Ernährungsberatung (Adressen, Seite 92), die eine gezielte Behandlung mit Nahrungsergänzungsmitteln (Seite 88) ermöglicht.
- Um Mangelzustände eindeutig zu erkennen, kann Ihr Arzt oder Heilpraktiker eine (leider teure) Vitaminanalyse im Blut durchführen.
- Bei niedrigem Blutzucker sollte Ihr Hausarzt einen Zuckerbelastungstest durchführen und Ihnen genaue Diätanweisungen geben.
- Bei leberbedingten Erschöpfungszuständen: Seite 43

WAS SIE SELBST TUN KÖNNEN

- Obst- und Gemüse-Kautabletten mögen futuristisch klingen, gibt es aber: schwächer dosierte für Kinder, doppelt starke Kapseln für Erwachsene.
- Für ältere Menschen gibt es Geriaticum-Kapseln (Apotheke, Versand), die eine speziell abgestimmte Mischung von Vitaminen und Mineralstoffen zur Nahrungsergänzung enthalten. Davon täglich am Morgen 2 Kapseln nehmen, über Jahre möglich.

Gesunde Ernährung beseitigt alle Mangelzustände

- Die meisten beschriebenen Mangelzustände können leicht durch eine gesunde Ernährung ausgeglichen werden. Neben

Ernährungsberatungsstellen, können Ihnen auch Bücher (Seite 92) bei einer Nahrungsumstellung helfen.

- Rauchen sorgt für Vitamin- und Vitalstoffmangel, verursacht Abwehrschwäche und Krebs und kostet Sie vielleicht auch noch ein ganzes Monatsgehalt im Jahr – lassen Sie es doch einfach sein!
- Wenn Sie regelmäßig Alkohol trinken, sollte es nicht mehr als täglich ein Viertel Liter Wein oder ein halber Liter Bier sein. Wenn Sie dann bei einem Fest über die Stränge schlagen, gönnen Sie Ihrer Leber zum Ausgleich 3 bis 5 Tage Erholung und trinken Sie keinen Alkohol. Gleichen Sie Mängel ihrer Leber durch Einnahme von Vitamin-B-Komplex (2mal 1 bis 2 Kapseln täglich über 3 Monate) und Magnesium-Präparate (2mal 1 Tablette zu 100 mg täglich über 3 Monate) aus.
- Bei Leberbeschwerden beachten Sie bitte auch Seite 44.

Gönnen Sie Ihrer Leber nach Festen eine Erholung.

SO GEHEN SIE BEI VERGIFTUNG UND ALLERGIE VOR

Ihr Erschöpfungstyp ist das Vergiftungs- und Allergie-Syndrom (Seite 22). Allergien oder diffuse, unklare Beschwerden sind für Sie ein zentrales Thema.

Unklare Beschwerden bei Vergiftungen

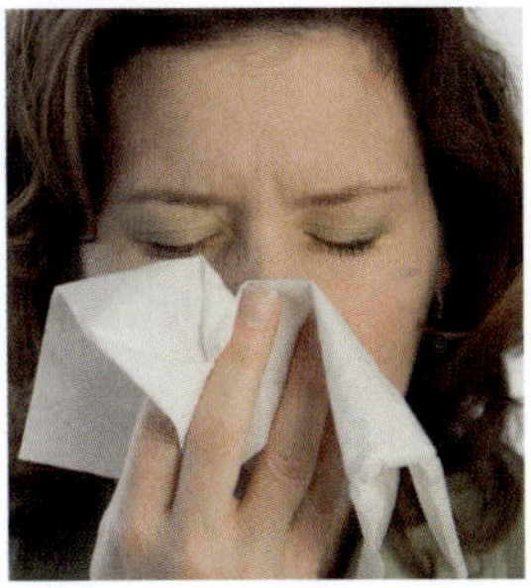

AKUTE VERGIFTUNG ODER ALLERGIE

Bei einer akuten Vergiftung oder lebensbedrohlichen Allergie (etwa Bienenstich in Rachen) müssen Sie sofort zum nächstgelegenen Arzt. Wenn es um das Überleben geht, ist alles gut, was hilft!

CHRONISCHE VERGIFTUNG

Über die schleichenden Vergiftungen durch Wohngifte habe ich Sie informiert (Seite 23). Viele solcher Belastungen sind uns gar nicht bewusst, beispielsweise wenn Sie als Hobby bleiverglaste Fenster oder Lampen herstellen und sich dabei eine Bleivergiftung zuziehen. Deshalb ist bei allen unklaren Erschöpfungsbeschwerden an eine Vergiftung zu denken. Dieser Verdacht muss durch geeignete Diagnosemethoden (Seite 53) abgeklärt werden.

CHRONISCHE ALLERGIE

Allergien haben in unglaublichem Ausmaß zugenommen und zeigen immer dramatischere Verlaufsformen. Die massive Unterdrückung der Krankheitssymptome durch die konventionelle Medizin konnte daran nichts ändern. Erforschen Sie Ihre Allergieursache mit dem BDE-Bluttest (Seite 54) und suchen Sie dann einen mit Ihrer Art von Allergie speziell vertrauten Naturmediziner (Adressen, Seite 92) auf. Meist kann auf das leber- und immunschädigende Cortison verzichtet werden.

QUECKSILBERVERGIFTUNG

Amalgam – das schleichende Gift

Wenn sich bei übersäuertem Stoffwechsel Quecksilber aus amalgamgefüllten Zähnen löst und eine schleichende Vergiftung verursacht, hilft nur die radikale Entfernung aller Amalgamfüllungen mit gleichzeitiger Ausleitung des Quecksilbers. Lassen Sie sich gut über Ersatzstoffe beraten, denn selbst Goldfüllungen können giftige Zumischungen enthalten.

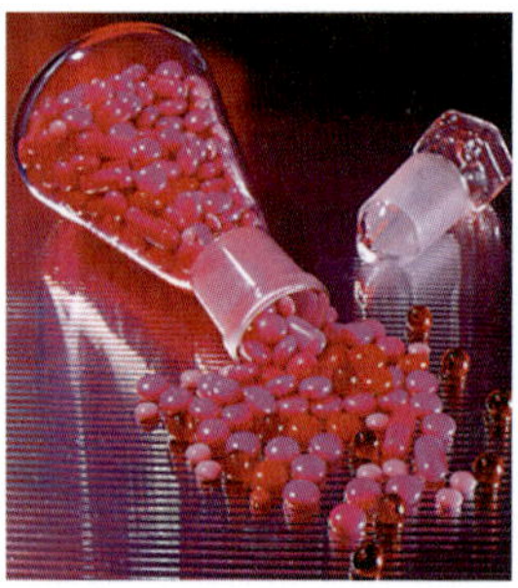

NEBENWIRKUNGEN VON MEDIKAMENTEN

Wenn Sie unter Leber- oder Gallenbeschwerden leiden, können Sie mit dem Auftreten der Nebenwirkungen konventioneller Medikamente fast sicher rechnen. Dies ist sogar möglich, wenn der Leberwert Gamma-GT normal ist (Seite 19). Sprechen Sie mit Ihrem Arzt, im Zweifel mit einem Naturmediziner, über Ersatzmöglichkeiten zur derzeitigen Medikation. Auch für Antibiotika (Seite 25) gibt es in vielen Fällen nebenwirkungsfreien Ersatz, beispielsweise durch homöopathische Mittel.

GEEIGNETE THERAPIEN

Ausscheidnung von Giften mit Homöopathie

- Zur gezielten Ausscheidung von Giften eignen sich in manchen Fällen (beispielsweise beim Quecksilber) allopathische Komplexmittel, vor allem aber homöopathische Methoden (Seite 69).
- Allergien können mit Mineralstoffen (etwa Calcium), homöopathischen Mitteln, Symbioselenkung (Seite 66), immunanregenden Methoden wie Eigenbluttherapien (Seite 56) und Bioresonanztherapie (Seite 71) behandelt werden.

WAS SIE SELBST TUN KÖNNEN

Raumluftmessung und Blutuntersuchung bringen Klarheit

- Giftbelastungen im Wohnbereich (wie etwa Holzschutzmittel in Holzverkleidungen) müssen Sie entfernen (lassen). Sind Sie sich nicht sicher, ob eine Belastung vorliegt, so kann eine Raumluftmessung Klarheit bringen. Doch nicht immer sind diese Messungen auch wirklich zuverlässig, die Untersuchung Ihres eigenen Bluts lässt gegebenenfalls eine Vergiftung weit besser erkennen.
- Bei Allergien ist eine Selbstbehandlung, zum Beispiel mit Heuschnupfentropfen, meist wenig erfolgreich. Bei saisonabhängigen Allergien können jedoch manchmal Calcium Brausetabletten (1x täglich 1 Tablette zu 500 mg über 3 Monate) helfen.

HILFE BEI CHRONISCHEN ERKRANKUNGEN

Ihr Erschöpfungstyp ist das Syndrom chronischer Erkrankungen (Seite 25). Ihre Beschwerden hängen stark vom betroffenen Organ ab.

ZUCKERKRANKHEIT (DIABETES)

Bei Diabetes ist eine regelmäßige ärztliche Betreuung unabdingbar. Die Erkrankung wirkt sich nachteilig auf alle Blutgefäße aus, weshalb zahlreiche Durchblutungsstörungen - zuerst an den feinsten Gefäßen in den Augen, dann an unterschiedlichen Organen - auftreten können.

BLUTARMUT (ANÄMIE)

Erst die Ursachen klären

Hier hat eine genaue Klärung der Ursachen den absoluten Vorrang. Ohne Kenntnis der Ursachen ist eine sinnvolle Therapie nicht möglich.

CHRONISCHE ORGANKRANKHEITEN

Chronische Krankheiten (Seite 25 bis 28) müssen immer eindeutig geklärt und von einem Facharzt betreut werden.

GEFÄSSVERKALKUNG IM ALTER (ARTERIOSKLEROSE)

Wenn Vergesslichkeit ein wesentliches Merkmal Ihrer Erkrankung ist, sollten Sie sich auf eventuelle Stoffwechselerkrankungen testen lassen. Leberstörungen und bestimmte Vergiftungen bringen vergleichbare Symptome mit sich. Lassen Sie nicht zu, dass jedes Problem auf Ihr Alter geschoben wird!

GEEIGNETE THERAPIEN

Naturmedizin als zusätzliche Therapie

- Bei Diabetes sind zusätzlich zur Behandlung mit Insulin naturmedizinische Maßnahmen sinnvoll: Bei Augenproblemen kann Akupunktur (Seite 70) die meisten Beschwerden bessern. Die Insulinmenge lässt sich mit Mariendistel und homöopathischen Mitteln verringern. Viele andere Beschwerden können mit Homöopathie (Seite 69), durchblutungsfördernden Pflanzen (wie Ginkgo, Seite 86), Ozonbehandlungen (Seite 56) und Vitaminen behandelt werden.
- Bei Anämie ist die Wahl des Mittels besonders wichtig. Vorsicht bei Eisenpräparaten, die zahlreiche Nebenwirkungen haben können (Belastung von Magen und Darm, Schlackenbildung, Erbrechen, Verstopfung oder Durchfall, Nervosität, Kopfschmerzen). Homöopathische Mittel sind hier genauso erfolgreich.
- Bei chronischen Organerkrankungen sind die naturmedizinischen Möglichkeiten vom Einzelfall abhängig. Generell ist eine Zusatzbehandlung möglich, mit der Beschwerden gelindert und der Einsatz chemischer Heilmittel gesenkt werden kann. Für eine ausschließlich naturmedizinische Behandlung empfiehlt es sich, einen Homöopathen um Rat zu fragen.
- Bei Durchblutungsstörungen im Alter können mit Infusionen aus pflanzlichen (Seite 85) und anderen biologischen Mitteln sowie mit Ozontherapie (Seite 56) erstaunliche Verbesserungen erzielt werden. Die Infusionen müssen jährlich wiederholt werden.

WAS SIE SELBST TUN KÖNNEN

Medikamente nicht selbständig absetzen

- Bei chronischen Erkrankungen sind Ihre Möglichkeiten zur Eigeninitiative auf die einer allgemeinen, gesunden Lebensführung begrenzt. Nützen Sie die diesbezüglichen Angebote dieses Buches, die ich Ihnen ab Seite 74 beschrieben habe.
- Wenn Sie konventionelle Heilmittel durch naturmedizinische ersetzen wollen, setzen Sie Ihre bisherigen Medikamente nicht selbständig ab. Sie nehmen riskante - weil

unkontrollierte Verschlimmerungen in Kauf. Sprechen Sie mit Ihrem Therapeuten.

IHR VORGEHEN BEIM CHRONISCHEN MÜDIGKEITS-SYNDROM (CFS)

Ihr Erschöpfungstyp könnte das chronische Müdigkeits-Syndrom (Seite 28) sein. Leider ist dieser Typ nicht mit den vier Fragen unseres einfachen Tests abzuklären, zusätzlich müssen die auf Seite 29 beschriebenen Kriterien erfüllt sein. Wenn dies der Fall ist, müssen Sie sich auf eine Wallfahrt durch alle Instanzen der Medizin gefasst machen. Sie muss zunächst alle im Anhang (Seite 91) aufgelisteten Krankheiten ausschließen, was nur durch eine Vielzahl von Untersuchungen möglich ist. Erst dann wird man Ihnen einen Erschöpfungszustand medizinisch anerkennen.

Wallfahrt durch die Medizin

GEEIGNETE THERAPIEN

Solange die medizinische Forschung noch keine Ursache für das chronische Müdigkeits-Syndrom gefunden hat, werden nur die Symptome behandelt. Beispielsweise kann das nächtliche Aussetzen der Atmung in einem Schlaflabor durch technische Stimulation therapiert werden.

WAS SIE SELBST TUN KÖNNEN

- Gegen das lästige Schnarchen können Sie sich in der Apotheke einen Tee mischen lassen. Er besteht zu gleichen Teilen aus Lindenblüten, Arnika und Salbei. Geben Sie davon einen gehäuften Teelöffel auf eine große Tasse und übergießen Sie die Kräuter mit heißem Wasser (10 Minuten ziehen lassen). Trinken Sie diesen Tee dreimal täglich über 4 Wochen.
- Bei anderen Beschwerden beachten Sie bitte die Empfehlungen der bisher beschriebenen Erschöpfungstypen.

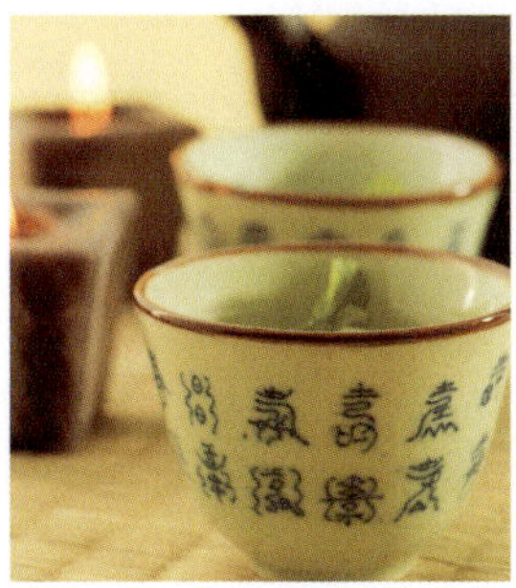

Der Schnarchtee

Während die konventionelle Medizin noch darum streitet, ob und bei wem das Erschöpfungs-Syndrom (BurnOut-Syndrom) wirklich als Krankheitsbild anzusehen ist, hat die Naturmedizin bereits eine ganze Reihe von geeigneten Diagnoseverfahren und erfolgreichen Therapien anzubieten. Hier erfahren Sie, wie diese funktionieren.

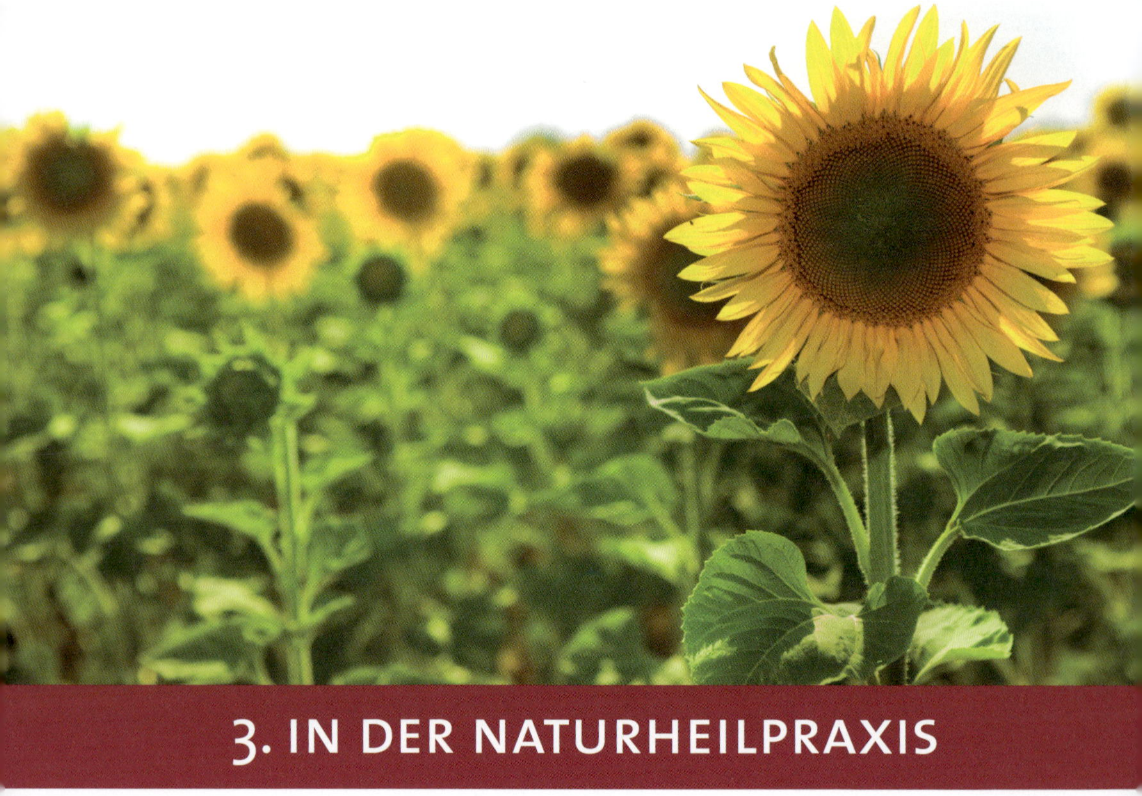

3. IN DER NATURHEILPRAXIS

WICHTIGE NATURMEDIZINISCHE UNTERSUCHUNGSVERFAHREN

Obwohl viele ganzheitsmedizinische Diagnoseverfahren frühere und sogar genauere Aussagen zu bestimmten Krankheiten ermöglichen, sind sie nicht allgemein bekannt. Häufig kennt sie nicht einmal der Hausarzt. Deshalb möchte ich Ihnen zumindest die für das Erschöpfungs-Syndrom bedeutsamen Methoden vorstellen und Sie damit in die Lage versetzen, Ihren Wunsch nach einem bestimmten Verfahren gegenüber einem Arzt sachlich begründen zu können.

STÖRFELDSUCHE (AMSAT-HC)

Einem Krankheitsausbruch gehen jahrelange funktionelle Regulationsstörungen voraus, insbesondere im vegetativen Nerven- und Hormonsystem.
Durch ein computergesteuertes Sende- und Empfangssystem werden, über Kopf-, Hand- und Fußelektroden, schwache Stromimpulse durch verschiedene Körperteile geschickt. Die gemessene Leitfähigkeit lässt Rückschlüsse auf die Dichte und Funktionen der durchströmten Gewebe und Organe zu. Dabei lassen entzündete Bereiche den Strom anders durchfließen als minder durchblutete oder normale Stellen. Die farbige Auswertung zeigt dem Arzt, welche Organsysteme eine behandlungsbedürftige Über- oder Unterfunktion aufweisen und durch Verlaufskontrollen kann die Wirksamkeit einer Therapie beurteilt werden.

ÄUSSERE STÖRFELDER

- *Physikalische Belastungen durch elektromagnetische Felder (wie Starkstromleitungen, Stromleitungen am Bett), Wasseradern, Erdverwerfungen*
- *Chemische Belastungen wie Medikamente, Umweltgifte (Seite 23 bis 25)*
- *Schockerlebnisse oder psychosomatische Dauerbelastungen (Seite 9)*
- *Unverträglichkeit von Grundnahrungsmitteln*

STÖRFELDER IM KÖRPER

- *Schlechte Zähne (vereitert, Amalgamplomben)*
- *Entzündungsherde an Blinddarm, Galle, Eierstock, Prostata, Nebenhöhlen*
- *Narben, Verletzungen, Fremdkörper*
- *Abkapselungen früherer Infektionen*
- *Schädigung der Darmflora (Seite 13)*
- *Veränderungen der Wirbelsäule, die zu Nerveinklemmungen führen*
- *Erbbedingte Organschwächen oder Fehlfunktionen*

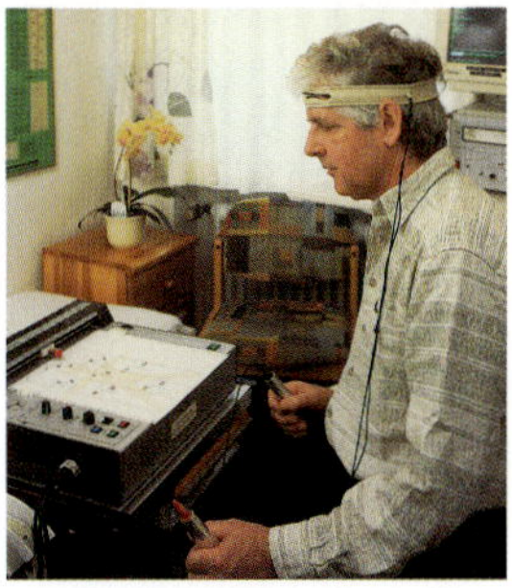

Störfeldsuche mit elektrischen Impulsmessungen

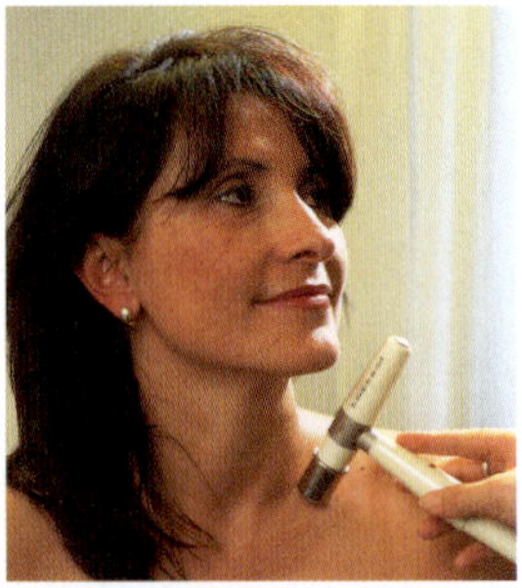

Temperaturmessungen finden Entzündungsherde

Vorteile der Thermoregulations Diagnostik

- *Auffinden von bisher unbekannten Ursachen chronischer Erkrankungen*
- *Auffinden von akuten oder chronischen Entzündungsherden, bevor sich gesundheitliche Schäden festgesetzt haben*
- *Eine Vorsorgeuntersuchung für den ganzen Körper*
- *Auffinden von Schwachstellen im Organismus bei Gesunden*
- *Kontrolle des Heilungsverlaufs oder des Ansprechens eines Medikaments*

Die Thermoregulations-Diagnostik (TRD)

Mit elektronischen Temperaturfühlern lässt sich die Temperatur der gesamten Haut exakt messen. Ein Computer vergleicht innerhalb von Sekunden mit Normwerten und erstellt ein "Temperaturmuster" der Haut, aus dem ein Therapeut erste Rückschlüsse auf den Gesundheitszustand innerer Organe ziehen kann.

Die Temperaturmessung wird zweimal durchgeführt: vor und nach einer Abkühlung (üblicherweise durch Entkleiden), durch die der Körper zu einer Regulierung der Temperatur (Thermoregulation) gezwungen wird. Innerhalb von einigen Minuten passt sich jede Hautstelle – so gut sie kann – der neuen Temperatur an. Hautbereiche mit erniedrigter Temperatur sind schwächer durchblutet, was meist Ausdruck einer Entzündung des zugehörigen inneren Organs ist. Findet man dagegen eine erhöhte Hauttemperatur, so lässt dies auf chronische Krankheitsprozesse schließen.

Bio-Dynamisches Eiweissprofil (BDE der C.E.I.A.)

Jede noch so kleine Verletzung, Infektion oder Stoffwechselstörung bringt ebenso wie Stress eine Veränderung in der Menge, Zusammensetzung oder elektrischen Ladung von Eiweißstoffen im Blut mit sich. Dies wird beim Bio-Dynamischen Eiweißprofil zur Diagnose von Krankheiten eingesetzt, wobei etwa 60 Eiweißstoffe des Blutserums im Labor gemessen werden und sehr genaue Angaben über den aktuellen gesundheitlichen Zustand des Betroffenen machen. Das Bio-Dynamische Eiweißprofil ersetzt teilweise die übliche Blutuntersuchung. Durch die gezielten Hinweise dieser Untersuchung können oft versteckte

Vorteile des Bio-Dynamischen Eiweissprofils

- *Macht oft Eingriffe wie Spiegelung oder Punktion von Organen überflüssig*
- *Erübrigt häufig Röntgen, Kontrastmittel, Computertomografie und damit Strahlenbelastung, Allergieauslösung und Belastungen der Leber*
- *Ist die genaueste Blutuntersuchung und zeigt viel früher als andere Methoden gesundheitliche Störungen an*

Organkrankheiten aufgedeckt werden. Es lassen sich viele teure Folgeuntersuchungen einsparen, weil genau bekannt wird, in welchem Organ die Störung zu suchen ist.

VORTEILE DER BIO-ELEKTRONIK

- *Misst die Qualität einer jeden Flüssigkeit (Körperflüssigkeiten, Wasser, alle Getränke und gelösten Nahrungsmittel)*
- *Berechnet Krankheitsrisiken für Thrombose, Infarkt, Krebs (eingeschränkt), Stoffwechsel-, Nieren- und Lympherkrankungen*
- *Bestimmt Vitalität und Abwehrkraft gegen Krankheiten*
- *Überprüft die Wirksamkeit von Therapien*

DIE PSYCHOLOGISCHE FOTODIAGNOSTIK

Jede Akupunkturlinie (Meridian) hat Bezug zu körperlichen und psychischen Verhaltensweisen. Mittels Silbermetallplatten werden die Akupunktur-Resonanzpunkte und Reflexzonen der Hände mit feinsten elektrischen Strömen gemessen. Das Ergebnis ist ein Polaroid-Foto mit 12 Bereichen, in denen die jeweiligen Farben bestimmte Bedeutungen haben. Zum Beispiel zeigt „Rot“ im Alltagsbereich Stress und im Gefühlsbereich Wut an, „Violett“ kann Spiritualität oder Helfersyndrom bedeuten. Die Messergebnisse erlauben dem Therapeuten, den aktuellen seelischen Zustand zu beurteilen und seine Therapievorschläge auf wahre und oft unbewusste Bedürfnisse des Patienten auszurichten und nicht nur auf das, was beim Erstbesuch nach außen dargestellt wird.

DAS CANDIDA-IMMUN-PROFIL

Neuartiges Verfahren zum Nachweis von Pilzen

Dieses neuartige Verfahren zur Diagnose von Pilzerkrankungen im Blut, seit 1994 verfügbar, stammt aus den USA. Mit einem hochspezifischen ELISA-Immuntest können Zellbestandteile, Pilze (Candida-Antigene) und Eiweiße, die der Körper zur Abwehr der Pilze produziert (Candida-IgA, Candida-IgG und Candida-IgM-Antikörper), gemessen werden. Sind diese Bestandteile nachweisbar, so findet ein innerer Kampf gegen Pilze statt. Die Pilze stellen dann eine Belastung für den Körper dar und machen eine Therapie erforderlich.

DER IMMUN-HAUTTEST

Test für den Zustand des Immunsystems

Mit diesem Test wird die Antwort des Immunsystems auf sieben verschiedene Reizstoffe überprüft. Die Testsubstanzen werden auf die Haut aufgetragen, nach 48 Stunden ist das Resultat an auftretenden Hautrötungen ablesbar. Der Test zeigt an, wie stark oder schwach das Immunsystem reagiert und ob immunsteigernde Maßnahmen nötig sind.

WICHTIGE NATURMEDIZINISCHE BEHANDLUNGSMETHODEN

Die in diesem Buch beschriebenen Behandlungsmethoden sind nur eine kleine Auswahl aus der Vielfalt naturmedizinischer Therapien. Sie haben sich bei Erschöpfungszuständen als besonders hilfreich erwiesen und sind durch jahrelange Anwendung erprobt. Bei der Beschreibung der Therapien habe ich mich auf die für das Verständnis wesentlichen Aspekte beschränkt. Wenn Sie sich jedoch einer der Therapien unterziehen wollen, so empfehle ich Ihnen, sich mit Hilfe von weiterführenden Büchern intensiver damit zu beschäftigen.

EIGENBLUTTHERAPIE MIT OZON

Ozon ist eine besondere Form von Sauerstoff, bei der 3 statt 2 Sauerstoff-Atome in einem Molekül vereint sind (Grafik 57). Ozon neigt dazu, dieses zusätzliche Sauerstoff-Atom auf andere Substanzen zu übertragen. Mit dieser Eigenschaft wird es in der Medizin zur Anregung von Stoffwechsel und Immunsystem eingesetzt.

SO WIRD DIE THERAPIE DURCHGEFÜHRT

Bei jeder Ozontherapie wird dem Körper Blut entnommen, mit einem Gemisch aus 98 Prozent Sauerstoff und 2 Prozent Ozon angereichert und sogleich in den Körper zurückgegeben. Zwei Behandlungsformen haben sich durchgesetzt:

- Die kleine Eigenblutbehandlung. Der Therapeut entnimmt zweimal wöchentlich eine Spritze voll Blut aus der Vene, mischt es mit dem Ozon-Sauerstoffgemisch und spritzt es anschließend in den Gesäßmuskel. Es werden mindestens 10 Behandlungen empfohlen.

EMPFEHLUNG OZONTHERAPIE

Die Ozontherapie ist bereits mehr als 50 Jahre alt und wird von Ärzten und Heilpraktikern seither weltweit mit großem Erfolg durchgeführt. Von erfahrenen Therapeuten praktiziert, ist sie eine bewährte und sichere Therapieform. Ihre Stärke liegt in der Behandlung von Leberinfektionen (auch durch Viren) und allen Arten von Durchblutungsstörungen.

- **Die große Eigenblutbehandlung.** Es wird eine größere Menge Blut entnommen. In einer sterilen Transfusionsflasche wird separat das Ozon-Sauerstoffgemisch zugeführt. Danach erhält der Patient das eigene Blut wieder in die gleiche Vene zurück. Vorteil dieser Behandlungsform ist die wesentlich größere Menge Ozon mit entsprechend besserer Wirkung. Die Besserung durch eine Kur von 10 bis 12 Infusionen (2 bis 3 Infusionen wöchentlich) kann ein ganzes Jahr anhalten.

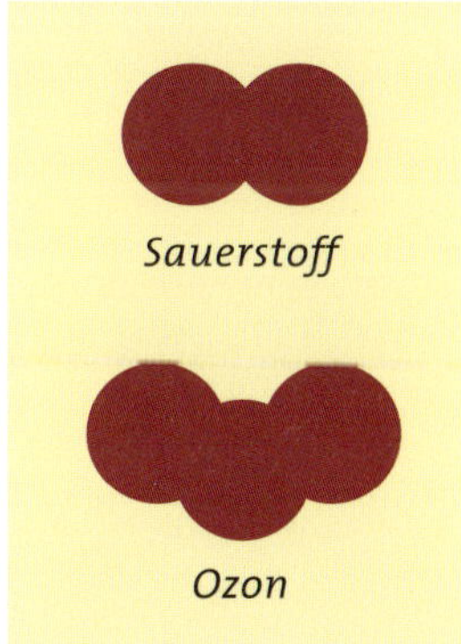

Ozon und Sauerstoff unterscheiden sich nur durch ein Sauerstoffatom. Hohe Dosen reizen Auge und Lunge, niedrige Dosen wirken anregend auf Stoffwechsel und Immunsystem.

NEBENWIRKUNGEN

Nur bei falscher Anwendung der Therapie können Schweißausbrüche, Blutdruckabfall, Schock und Embolien auftreten.

ANWENDUNGSGEBIETE

Vielfältige Anwendungsmöglichkeiten

- Arthrosen aller Gelenke
- Arterienverkalkung der Herzkranzgefäße (Herzschmerzen bei Belastung und in Ruhe)
- Sämtliche Leberschädigungen (Viren, Alkohol, Entzündungen)
- Nachbehandlung bei Schlaganfall (auch bei Lähmungserscheinungen)
- Rheumatische Erkrankungen (Muskel- oder Gelenkrheumatismus, Hexenschuss, Ischiasbeschwerden)
- Überhöhte Blutfette (Cholesterin, Triglyceride)
- Überhöhter Harnsäurespiegel (Gicht)
- Verzögerte körperliche Erholung nach schweren Erkrankungen, Operationen, Narkosen
- Wundheilungsstörungen nach Knochenoperationen
- Empfehlenswerte Zusatztherapie bei Krebs
- Hauterkrankungen verschiedenster Art wie Akne, Ekzeme, Schuppenflechte, Neurodermitis
- Alle Augenerkrankungen, die aufgrund von Durchblutungsstörungen entstanden sind
- Migräne
- Alle Arten von Schwindelanfällen
- Allgemeine Abgeschlagenheit oder körperliche Überforderung

SAUERSTOFF-INHALATION NACH PROFESSOR ARDENNE

EMPFEHLUNG SAUERSTOFF INHALATION

Die Inhalation von Sauerstoff hat sich als unterstützende Maßnahme bei vielen Therapien bewährt.

Sauerstoff ist Leben, sagt ein Sprichwort. Durch die Verbrennung von Nährstoffen mit Sauerstoff in allen Zellen unseres Körpers gewinnen wir die Energie zum Leben. Wenn Sauerstoff fehlt, wird auch die Energie knapp: Organe können ihre Aufgaben nicht mehr erfüllen, Erschöpfungszustände treten ein. Als Therapie für alle Zustände von Sauerstoffmangel hat Professor von Ardenne die Sauerstoff-Inhalation entwickelt. Dabei verbessert künstlich zugeführter Sauerstoff die Versorgung kranken Gewebes, bis dieses sich wieder selbständig versorgen kann.

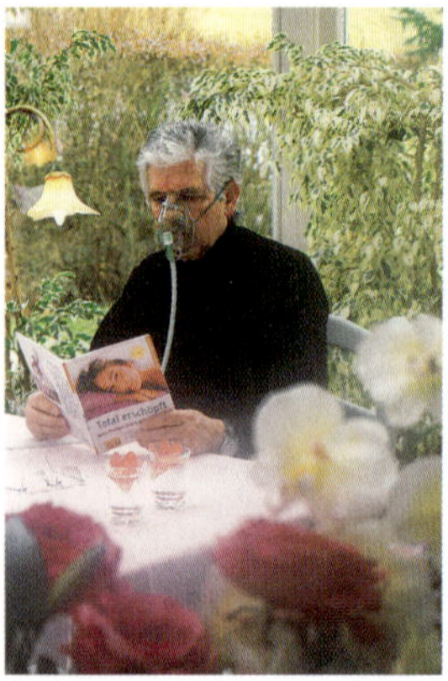

SO WIRD DIE THERAPIE DURCHGEFÜHRT

Sauerstoff (aus der Sauerstoffflasche) wird mit negativ geladenen Ionen (Seite 63) angereichert und sodann inhaliert. Die Behandlung wird täglich durchgeführt und sollte insgesamt 15 bis 20 Sitzungen umfassen.

NEBENWIRKUNGEN

Keine Nebenwirkungen bekannt.

ANWENDUNGSGEBIETE

- Lungen-, Herz- und Blutkrankheiten
- Mangel an roten Blutkörperchen (beispielsweise bei Eisen- oder Vitaminmangel)
- Entzündungen mit erhöhtem Sauerstoffverbrauch
- Durchblutungsstörungen, etwa durch Arteriosklerose

BESTRAHLUNG MIT UV-LICHT (UV-B UND UV-C)

Die heilende Wirkung der UV-B- und UV-C-Strahlen ist seit alters bekannt. Sie dringen tief in die Hautschichten ein und setzen Heilungsprozesse in Gang. Waren es früher Tuberkulosekranke, so sind es heute Menschen mit Schuppenflechte, die deshalb gerne ans Rote Meer fahren, wo das Sonnenlicht fast nur die B-

und C-Strahlen enthält. In unseren Breiten nördlich der Alpen enthält das Sonnenlicht überwiegend UV-A-Strahlen, die zwar die Haut bräunen, aber auch für Sonnenbrand und andere Schädigungen von Haut und Gesundheit verantwortlich sind.
Eine Bestrahlung mit UV-B und UV-C bewirkt zweierlei:

- Die Erhöhung der Hauttemperatur um 2 bis 2,5 °C hat eine kräftige Gewebsentschlackung und verbesserte Durchblutung zur Folge.
- Lichtempfindliche Strukturen der Haut werden durch das Licht und die Temperatursteigerung angeregt. Sie setzen Heilreaktionen in Gang, beispielsweise bei Schuppenflechte oder Neurodermitis.

EMPFEHLUNG UV-BESTRAHLUNG

Für einen anhaltenden Effekt benötigen Sie 10 bis 12 Bestrahlungen. Die Lichttherapie kann nicht durch herkömmliche Solarien ersetzt werden, die fast nur UV-A-Strahlung abgeben.

SO WIRD DIE THERAPIE DURCHGEFÜHRT

Während Sie entspannt liegen, bringen Ihnen moderne Bestrahlungsgeräte in einer 20- bis 40minütigen Anwendung die Sonnenlichtmenge eines ganzen Tropentages.

NEBENWIRKUNGEN

Bei hellhäutigen oder lichtempfindlichen Menschen kann eine Hautrötung ähnlich einem Sonnenbrand auftreten. Bei bekannter Sonnenallergie soll diese Therapie nicht angewendet werden. Hierbei hilft homöopathische Ameisensäure.

ANWENDUNGSGEBIETE

- Verbesserte Durchblutung, Entgiftung und Ausscheidung durch Anregung der zuständigen Organe
- Anregung von Nervensystem und Körperdrüsen
- Stabilisierung des Säureschutzmantels der Haut und damit Steigerung der körpereigenen Abwehrkräfte

SHIATSU-THERAPIE

Shiatsu bedeutet wörtlich „Fingerdruck“ und bezeichnet eine japanische Heilmassage, deren Anfänge bis ins China der Zeit um 530 vor Christus zurückgehen. Es ist ein System der Heilung durch Berührung, das die Meridiane der Akupunktur (Seite 70) benützt.

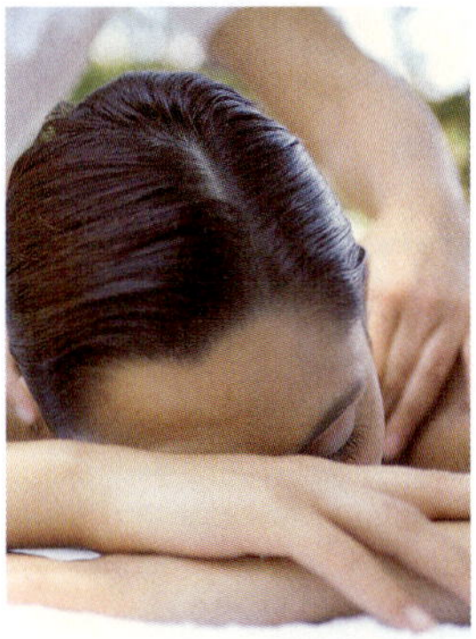

Mit der japanischen Heilmassage Shiatsu durch Berührung heilen.

EMPFEHLUNG SHIATSU-THERAPIE

Die Methode ist besonders gut geeignet für Erschöpfungszustände, Muskelverhärtungen und Blockaden der Wirbelsäule.

Besondere Techniken beim Dehnen, Halten oder dem Verlagern des Körpergewichts regen den Energiefluß an und verbessern die Zirkulation von Blut und Lymphe. Sowohl die Beweglichkeit als auch Körperhaltung werden verbessert.

SO WIRD DIE THERAPIE DURCHGEFÜHRT

Der Shiatsu-Masseur benutzt nicht nur seine Finger, sondern auch seine Hände, Unterarme, Knie und Füße, um auf Körperstellen Druck auszuüben. Die Behandlung wird auf einer Bodenmatte oder einer großen japanischen Mattenliege (circa 3 x 4 Meter groß) durchgeführt. Sie erfordert vom Behandler große Sensibilität und Einfühlungsvermögen. Eine Sitzung dauert in der Regel 60 Minuten.

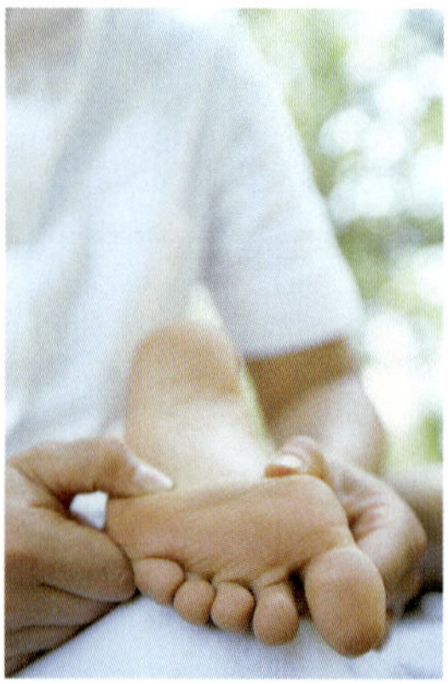

NEBENWIRKUNGEN

Bei starken Rückenschmerzen gibt es anfangs Probleme auf der relativ harten Matte. Sie verschwinden schon nach wenigen Sitzungen mit zunehmender Beweglichkeit. Manche Menschen scheuen die Intimität der intensiven Körperberührung.

ANWENDUNGSGEBIETE

- Hyperaktivität, Anspannung, Unruhe, Nervosität
- Kopf- und Rückenschmerzen
- Verdauungs- und Menstruationsbeschwerden
- Muskelschmerzen und -verspannungen
- Erschöpfung

Umfassende Muskelentspannung

DIE BEWEGUNGSTHERAPIE NACH DR. TRAGER

Diese vor 40 Jahren von Dr. med. Milton Trager (USA/Kalifornien) entwickelte sanfte Bewegungstherapie ist letztlich ein geistig-körperlicher Lernprozess mit dem Ziel umfassender Muskelentspannung. Er besteht aus zwei Teilen:

- Von einem Körpertherapeuten gesetzte rhythmische Bewegungsimpulse breiten sich beim Behandelten passiv in alle Richtungen aus und sprechen indirekt alle Muskeln – auch solche mit tiefsitzenden Verspannungen – an. Die Verspan-

nungen werden auf diese Weise nicht durch Muskelmassage, sondern über einen Lernprozess des Nervensystems gelöst.
- Mit Mentastics genannten Bewegungsübungen wird die körperliche Entspannung mit Bildern und Vorstellungen verknüpft, so dass mit der Zeit die Fähigkeit geschult wird, verspannte Muskeln selbständig über Bilder und Vorstellungen loslassen zu können.

EMPFEHLUNG TRAGER-THERAPIE

Die „Trager-Sitzung" ist wie ein Kurzurlaub. Gönnen Sie sich die totale Entspannung ein- bis zweimal im Monat!

SO WIRD DIE THERAPIE DURCHGEFÜHRT

Während einer Trager-Therapie liegen Sie zunächst in leichter Bekleidung entspannt auf einem gut gepolsterten Behandlungstisch. Ein Körpertherapeut wird Sie mit leichtem Wiegen, Lockern und Dehnen von Kopf bis Fuß am ganzen Körper rhythmisch bewegen.
Dieser Tischarbeit schließen sich die Mentastics-Übungen an, bei denen Sie zu einfachen Bewegungen und imaginären Bildern angeleitet werden. Eine Sitzung dauert 1 bis 1,5 Stunden.

NEBENWIRKUNGEN

Manche Menschen haben Schwierigkeiten, derart sanfte Bewegungen zuzulassen. Bei Innenohrschwindel ist diese Therapie nicht geeignet.

ANWENDUNGSGEBIETE

- Heilungsprozesse nach längerer Bettlägerigkeit
- Verspannungsbedingte Kopfschmerzen, Migräne, Nacken- und Kreuzschmerzen, schmerzhafte Probleme bei der Körperhaltung, Schlafstörungen
- Vorbeugung gegen Osteoporose

Auch zur Vorbeugung gegen Osteoporose

DIE MANUELLE MUSKELTHERAPIE (MM)

Die Manuelle Muskeltherapie (MM) ist eine ganzheitliche Behandlung von Beschwerden an Muskeln, Nerven, Bandscheiben, Wirbeln, Gelenken und Bindegewebe sowie an den daraus ableitbaren Erkrankungen. Ihr Konzept geht davon aus, dass allen diesen Erkrankungen lange anhaltende Muskelverspannungen zugrunde liegen, vor allem solcher Muskeln, auf die der Mensch willentlich keinen Einfluss hat.

Empfehlung Manuelle Muskel-Therapie

Viele Bandscheibenschäden lassen sich auf verspannte Muskeln zurückführen. In solche Fällen kann die MM eine Operation verhindern. Die Methode beseitigt auch Restschmerzen nach Operationen.

Bleibt ein Muskel länger verspannt, wird er schlechter durchblutet. Er bekommt zu wenig Sauerstoff und die Verkrampfung nimmt weiter zu. So entsteht im Muskel ein Teufelskreis, der zu einem lebenslangen Verspannungszustand führen kann. Dauerverkrampfte Muskeln an Wirbelsäule und Gelenken (zum Beispiel Hüfte oder Knie) sorgen für schlechte Haltung, Unsportlichkeit, eingeklemmte Nerven und für eine besonders schnelle Abnutzung von Wirbelkörpern, Bandscheiben und Gelenkflächen, da die Knochen wie mit eiserner Faust zusammengepresst werden. So entstehen Krankheiten wie Bandscheibenvorfall, Arthrose und die damit verbundenen Schmerzen.

So wird die Therapie durchgeführt

Verspannungen in der Muskulatur von Wirbelsäule, Armen und Beinen werden durch manuelle Wirbelvibration (sanftes Vibrieren mit der Hand) beseitigt. Der Effekt dieser Maßnahme wäre nach wenigen Stunden oder Tagen wieder vorbei, wenn nicht alle damit zusammenhängenden Muskeln ebenfalls behandelt würden. Anders ist ein dauerhafter Therapieerfolg nicht zu erreichen, da die nicht behandelten, verkrampften Muskeln auf die gelockerten Muskeln mit erneuten Verspannungen rückwirken. Eine Sitzung dauert in der Regel 1 Stunde, 1 bis 3 Sitzungen pro Woche sind erforderlich.

Nebenwirkungen

Bei Neigung zu blauen Flecken, Nasen- oder Zahnfleischblutungen ist eine Vorbehandlung mit Vitamin K nötig.

Warnhinweis

Sie sollten diese Therapie nicht durchführen, wenn Sie ein Blutgerinnungsmittel (wie Marcumar) einnehmen oder besonders schmerzempfindlich sind.

Anwendungsgebiete

- Schäden an der Wirbelsäule: Bandscheibenprobleme, Schleudertrauma, Haltungsschäden (Skoliose oder Kyphose)
- akute oder chronische Ischias-Beschwerden

- Hüft- und Kniearthrosen sowie Schmerzen nach Operationen an diesen Gelenken
- Gesichtsschmerzen (Trigeminusneuralgien)

DIE DAUERBRAUSE

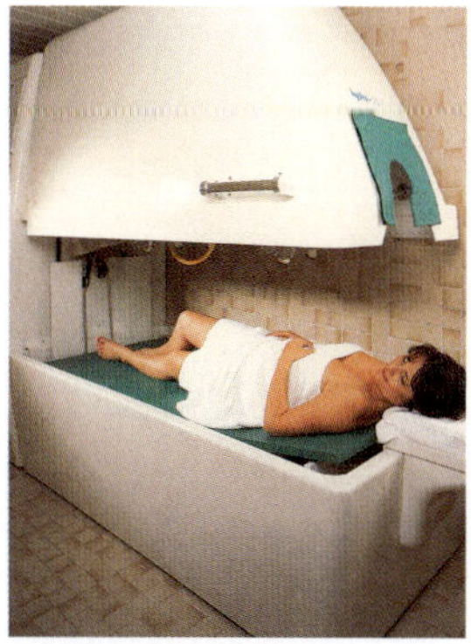

Die Nachahmung eines Wasserfalls

Computerarbeitsplätze, Satellitenfernsehen oder Funktelefone stehen derzeit für den wachsenden technischen Fortschritt. Mit ihm wächst die Flut an energiereichen Strahlen, die täglich über uns niedergeht: Elektrosmog lädt die Luft mit elektrisch geladenen Teilchen (Ionen), vor allem positiver Ladung, auf. Sie setzen unseren Körper unter Stress: Wir sind körperlich und seelisch „geladen", verkrampft und nervlich gereizt.
Den Ausgleich schaffen negativ geladene Ionen, wie sie im Gebirge über 1500 Meter Höhe durch die UV-Strahlung der Sonne oder durch das aufgewirbelte Wasser am Meer entstehen. Deshalb kann man sich im Hochgebirge und am Meer auch so gut und schnell erholen. Wenn Sie den Ort suchen, an dem die meisten negativen Ionen überhaupt auftreten, so finden Sie ihn hinter einem Wasserfall. Und genau dieser Ort wird durch die Dauerbrause imitiert. Die elektrische Entladung zeigt deutliche Auswirkungen auf den Körper: Alle im Gewebe angesammelten Gifte (Toxine) werden abtransportiert, alle Lymphstauungen (Ödeme) beseitigt und alle Muskelverspannungen völlig aufgelöst. Nach einer Dauerbrause fühlen Sie sich wie neugeboren.

EMPFEHLUNGEN DAUERBRAUSE

Die Dauerbrause ist wegen ihrer guten Verträglichkeit selbst für Menschen in sehr hohem Alter geeignet. Bei allen Wirbelsäulenproblemen und Lymphstauungen empfehle ich eine Serie von 10 Behandlungen.

SO WIRD DIE THERAPIE DURCHGEFÜHRT

Sie liegen bequem über einer Badewanne und werden von 7 Duschköpfen vollautomatisch massiert: jeweils 15 Minuten auf dem Rücken und auf dem Bauch liegend. Das angenehm warme Wasser besorgt die Behandlung, gelegentlich unterbrochen von kurzen Kälteschauern von 30 Sekunden Dauer. Dies hat sich bewährt, damit der Kreislauf nicht zu sehr absackt. Selbstverständlich schaut der Kopf heraus, während der Körper unter einer großen Schutzhaube abgedeckt liegt.

Nebenwirkungen

Ruhezeit empfehlenswert

Die Dauerbrause senkt geringfügig den Blutdruck, so dass nach der Anwendung eine Ruhezeit von 30 bis 45 Minuten empfehlenswert sind. Für Menschen mit Platzangst ist die Therapie nicht geeignet.

Anwendungsgebiete

- Verspannungszustände an Hals-, Brust- und Lendenwirbelsäule
- Schwellungszustände nach Gelenkoperationen (Knie, Hüfte)
- alle Lymphstauungen der Beine
- Stressabbau und Entkrampfung aller verspannten Muskeln
- Anregung der Entgiftung über die Haut, besonders bei Fastenkuren (Blutwäsche über die Haut).

Lymphdrainage

Empfehlung Lymphdrainage

Lymphdrainagen sind besonders vielseitig einsetzbar, zeichnen sich durch das Fehlen von Nebenwirkungen aus und werden von den gesetzlichen Kassen erstattet.

Unter einer Lymphdrainage versteht man die Massage von Hautbereichen, die über Lymphgefäßen und Venen liegen. Durch diese Unterstützung der natürlichen Transportvorgänge bilden sich Ödeme (Lymphstaus) schneller zurück, lässt sich das vegetative Nervensystem aktivieren und können Abwehrreaktionen gegen unbewältigte Krankheitsherde in Gang gebracht werden.

So wird die Therapie durchgeführt

Der Therapeut führt am ganzen Körper oder nur im Brust- und Bauchbereich kreisende massageähnliche Bewegungen auf der Haut durch. So wird der Abfluss der Lymphe in Richtung Herzen beschleunigt und gleichzeitig werden Stauungen und Schlacken aus dem Gewebe entfernt. Die Therapie umfaßt 12 bis 18 Anwendungen, die – auf 2 bis 3 pro Woche verteilt – hintereinander ohne Pause erfolgen sollten.

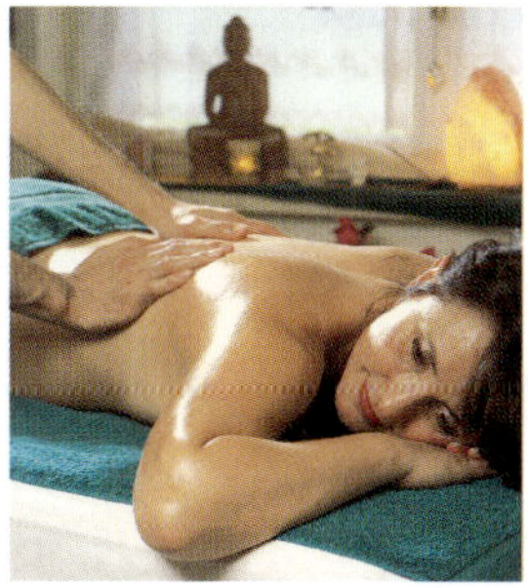

NEBENWIRKUNGEN

Bei Altersherz (Herzinsuffizienz) ist Rücksprache mit dem Therapeuten zu empfehlen. Ansonsten sind keine Nebenwirkungen bekannt.

ANWENDUNGSGEBIETE

- Alle Verspannungszustände der Wirbelsäule
- Alle Schwellungszustände und Lymphstauungen
- alle Schmerzzustände, vor allem bei Gesichtsschmerz (Trigeminusneuralgie), Nervenschmerzen, Gelenk- und Weichteilrheumatismus
- Abtransport von Schlackstoffen und Anregung der Entgiftung über die Haut (etwa bei Fastenkuren)

DIE COLON-HYDROTHERAPIE (DARMSPÜLUNG)

Ist die Darmflora (Seite 13) durch falsche Ernährung und Medikamente geschädigt, so können sich krankmachende Bakterien oder Schlacken festsetzen. In dieser Situation kann die Darmspülung Abhilfe schaffen. Indem alle Fäulnis-, Gärungs- und verwesenden Stuhlrückstände aus dem Dickdarm herausgespült werden, kommt es zur intensiven Entgiftung des Darms und zur Entlastung des Immunsystems. Nach der Spülung fühlen Sie sich richtig „gereinigt" und haben einen „freien" Kopf, Sie sind entspannt – vielleicht etwas müde.

EMPFEHLUNG COLON-HYDROTHERAPIE

Diese Form der Darmreinigung ist weitaus besser als jeder Einlauf und kann bei chronischer Verstopfung auch regelmäßig (1- bis 2mal monatlich) durchgeführt werden.

SO WIRD DIE THERAPIE DURCHGEFÜHRT

Eine innere Kneipp-Kur

Die Colontherapie besteht aus Spülungen des Dickdarmes mit gefiltertem Wasser unterschiedlicher Temperatur. Der Temperaturwechsel (zwischen 28 und 37 Grad) bewirkt eine Art innere Kneipp-Therapie des gesamten Dickdarms, der bis zum Blinddarm geleert wird. Dank der Entwicklung moderner Colontherapiegeräte sind die Spülungen heute eine hygienische Maßnahme ohne Unannehmlichkeiten oder Geruchsbelästigung. Die Spülung erfolgt mit sterilen Einmalschläuchen in einem geschlossenes System. Das zurückfließende Wasser und die herausgespülten Stuhlreste durchlaufen auf ihrem Weg zum Abfluss ein Sichtfenster am Spülgerät. So kann der Therapeut Menge, Form und Art des Darminhaltes genau beurteilen. Die Therapie dauert 45 bis 60 Minuten. Während der Spülung ist es nicht nötig, die Toilette aufzusuchen, wegen eventueller Wasserreste empfiehlt sich allerdings danach für 2 Stunden deren Nähe.

Hygienische Maßnahme ohne Belästigung

NEBENWIRKUNGEN

Keine. Nach Darmoperationen ist diese Methode jedoch nicht geeignet.

ANWENDUNGSGEBIETE

- Alle Arten von Darmstörungen, die mit chronischer Verstopfung einhergehen
- Entschlackung bei allen Fastenkuren
- Ersatz für Darmmassagen bei Mayr-Fastenkuren
- Lebensmittel- und Hautallergien

MIKROBIELLE THERAPIE (SYMBIOSELENKUNG)

Es wird eine Stuhlprobe an ein spezielles Labor eingeschickt, wo die im Stuhl enthaltenen Darmbakterien und Darmpilze auf Nährböden gezüchtet werden. Dabei zeigt es sich, ob gesunde oder krankmachende Keime im Darm ansässig sind. Aus den angezüchteten gesunden Bakterien lässt sich zudem ein individueller Impfstoff herstellen, der das Wachstum der gesunden Darmflora stark fördert und damit das Immunsystem des Darms verbessert.

EMPFEHLUNG SYMBIOSELENKUNG

Wenn Sie innerhalb eines Jahres 3 mal oder öfter Antibiotika eingenommen haben, sollten Sie Ihre Darmflora mit Symbioselenkung sanieren.

SO WIRD DIE THERAPIE DURCHGEFÜHRT

Der Impfstoff wird bei Erwachsenen als wöchentliche Spritze unter die Haut, bei Kindern in Form von Tropfen verabreicht.

Zusätzlich gibt es Tropfen mit Kulturen gesunder Darmbakterien.

NEBENWIRKUNGEN

Eine starke Hautrötung ist möglich, aber durch Verdünnen des Impfstoffes zu vermeiden.

ANWENDUNGSGEBIETE

- Infektanfälligkeit
- Chronische Abwehrschwäche
- Darmpilzbesiedelung
- Zur Unterstützung bei Allergien

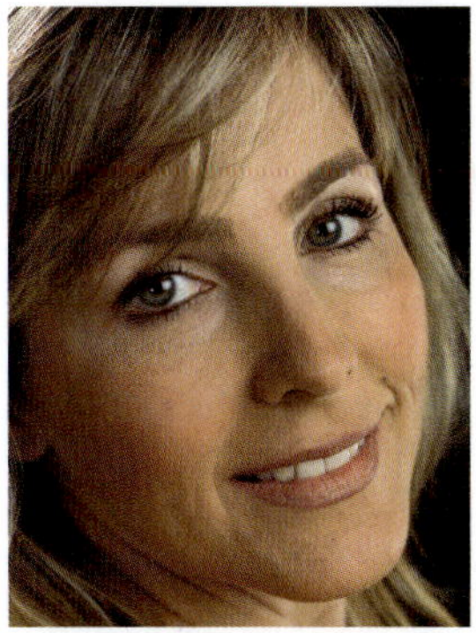

VITAMIN B–THERAPIE

Vitamine aus dem B-Komplex verbessern den Energiestoffwechsel, vor allem den der Leber. Er ist bei Erschöpfungszuständen besonders wichtig (Seite 18, 43).
Die Vitamine B6, B12 und Folsäure dienen der schnellen Regeneration. Vitamin B6 ist wichtig für den Eiweißstoffwechsel und das Nervensystem. Die Bedeutung von Vitamin B12 liegt in der Bildung roter Blutkörperchen, die den Sauerstoff im Blut transportieren.

EMPFEHLUNG DER VITAMIN-B-THERAPIE

Die Therapie wirkt schnell und zuverlässig. Sie empfiehlt sich besonders bei körperlicher und geistiger Leistungsschwäche, zur Erholung nach Krankheiten und Operationen sowie bei Lern- und Konzentrationsstörungen - auch bei Kindern und Jugendlichen.

SO WIRD DIE THERAPIE DURCHGEFÜHRT

Ein Behandlungszyklus umfasst 12 Spritzen, die intramuskulär (in den Po) 2- bis 3mal wöchentlich verabreicht werden. Die Spritzen stellen einen Vorrat für circa 1 Jahr bereit, so dass nach dieser Zeit eine Wiederholung angezeigt ist. Bei Magenoperierten ist dies unerlässlich, da durch den verkleinerten Magen ein chronischer Vitamin-B-Mangel gegeben ist.

NEBENWIRKUNGEN

Wie bei allen Medikamenten sind eventuelle Allergien zu beachten und es können Hautreaktionen auftreten.
Bei Injektion in die Vene sind leichte Kopfschmerzen möglich.

ANWENDUNGSGEBIETE

- Erschöpfung
- Blutarmut (Anämie)
- Nervenschmerzen und -entzündungen
- Lebererkrankungen, Alkoholprobleme
- Magen-Darm-Störungen
- Nach Einnahme von Antibiotika

THYMUS-THERAPIE

Die Thymusdrüse des Menschen liegt hinter dem Brustbein (Grafik Seite 20) und steuert wichtige Aufgaben des Immunsystems.
Etwa mit dem dreißigsten Lebensjahr schränkt die Drüse ihre Tätigkeit ein, was sich je nach Stressbelastung als Abwehrschwäche bemerkbar macht. In dieser Situation ist eine Unterstützung des Immunsystems durch tierische Thymuspräparate hilfreich. Sie stammen meist aus der Thymusdrüse junger Kälber und ersetzen fehlende Wirkstoffe der menschlichen Drüse. Im Gegensatz zur Frischzellentherapie gelangen die Organextrakte hier nicht direkt in den menschlichen Körper, sondern werden zuerst im Labor auf Überträger (wie BSE) geprüft und dann zu Ampullen oder Dragees verarbeitet.

EMPFEHLUNG THYMUSTHERAPIE

Wer im Alter an chronischer (Abwehr-)Schwäche leidet, wird mit dieser Therapie eine deutliche Besserung seines Zustandes erreichen.

SO WIRD DIE THERAPIE DURCHGEFÜHRT

Von den Dragees müssen Sie 2- bis 3mal täglich 2 Stück einnehmen, bei Injektion werden 2- bis 3mal wöchentlich 2 Ampullen, insgesamt etwa 20 Ampullen, in den Po gespritzt.

NEBENWIRKUNGEN

Bei Schilddrüsenunterfunktion, Thymus-Überfunktion sowie bei bekannten Allergien auf Rindereiweiß darf diese Therapie nicht angewendet werden. Gleiches gilt während Schwangerschaft und Stillzeit sowie bei einer Dauerbehandlung mit Cortison.

ANWENDUNGSGEBIETE

- Anregung des Immunsystems bei Abwehrschwäche
- Steigerung von Abwehrkraft und Erholungsfähigkeit
- Entzündliche Rheumaerkrankungen
- Zusatztherapie bei Krebs, Folgeschäden nach Strahlen-, Chemo- oder Cortisontherapie

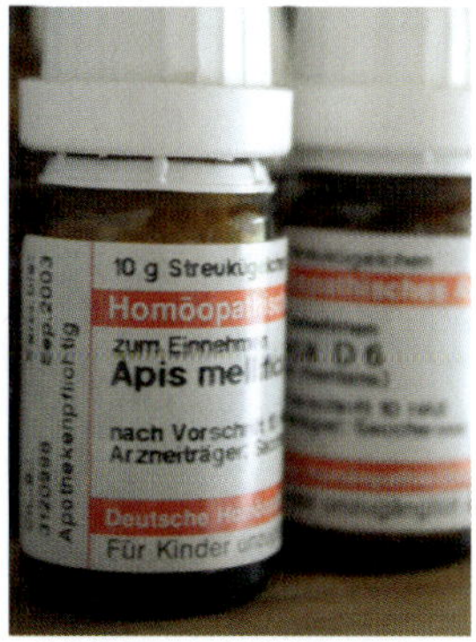

Darreichungsformen homöopathischer Mittel: Tinktur, Tabletten, Milchzuckerkügelchen (Globuli).

HOMÖOPATHIE

Diese von Samuel Hahnemann schon um 1785 begründete eigenständige Therapieform betrachtet jeden Menschen und seine Krankheitssymptome individuell. Es gibt keine generellen Heilmittel für bestimmte Krankheiten (etwa Grippemittel): Zwei an Grippe Erkrankte können durchaus verschiedene Heilmittel erhalten, so wie auch ihre Beschwerden nie genau gleich sind.
Den Symptomen wird in der Homöopathie ein besonders großer Stellenwert zugemessen. Informieren Sie sich näher über diese faszinierende naturmedizinische Richtung (Bücher, Seite 92).

SO WIRD DIE THERAPIE DURCHGEFÜHRT

Bei einem Gespräch über die Krankheitsvorgeschichte (Anamnese) wird bis in die kleinsten Details nach den Symptomen gefragt: Fieber mit oder ohne Schwitzen, um welche Uhrzeit schlimmer, besteht gleichzeitig Lichtempfindlichkeit und vieles mehr. So kann das Gespräch über die Krankheit 10 Minuten oder auch 2 Stunden dauern.

- In der klassischen Homöopathie wird sodann immer das eine richtige Mittel gesucht, das für alle Beschwerden gleichzeitig zutreffend ist, und meist in Form von getränkten Milchzucker-Kügelchen (Globuli) gegeben.
- In anderen Homöopathie-Richtungen werden auch Kombinationen mehrerer Mittel eingesetzt.

EMPFEHLUNG HOMÖOPATHIE

Wenn kein irreparabler Organschaden besteht, ist die Homöopathie bei fast allen Erkrankungen die Behandlungsweise mit den wenigsten Nebenwirkungen.

Das Arztgespräch dauert bis zu 2 Stunden.

Für die Behandlung von Erschöpfungszuständen besonders interessant ist eine Reihe neuer stark wirksamer homöopathischer Mittel aus Spanien, die in Ampullenform vertrieben werden und mit denen eine gezielte Organstimulierung und Beeinflussung des Stoffwechsels und Immunsystems möglich ist.

NEBENWIRKUNGEN

Für kurze Zeit können sich die Beschwerden verstärken (sog. Erstverschlimmerung). Dies zeigt das gute Ansprechen des gewählten Mittels.

ANWENDUNGSGEBIETE

- Alle funktionellen und vegetativen Störungen
- Immunsteigerung bei Abwehrschwäche
- Grippale Infekte
- Chronische Entzündungen
- Hormonstörungen

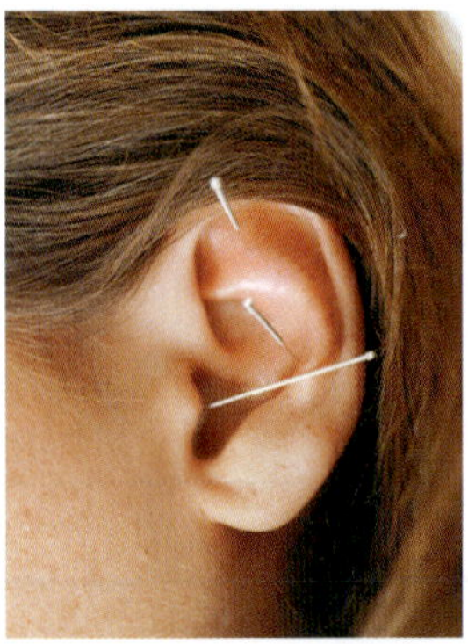

Die bei der Akupunktur verwendeten Nadeln sind so dünn, dass der Einstich selten schmerzt oder blutet.

AKUPUNKTUR

Die Akupunktur als Mittel für Diagnose und Therapie wurde in China entwickelt und ist über 2000 Jahre alt. Sie beruht auf jahrtausendelanger Beobachtung von Zusammenhängen im menschlichen Körper, auch die Organuhr (Grafik Seite 45) ist ein Resultat ihrer Erkenntnisse. Die Lehre der Akupunktur geht davon aus, dass Energieströme die 12 Organsysteme des Körpers auf ganz bestimmten Bahnen, den Meridianen, innerhalb von je 2 Stunden durchziehen. Krankheiten werden als Blockaden dieser Energieströme angesehen.

Die chinesische Organuhr gibt die Zeit an, in der ein Organ den maximalen Energiefluss aufweist. Gesundheitsstörungen immer zu einer bestimmten Tageszeit weisen auf das entsprechende Organ hin: Schlafstörungen zwischen 1 und 3 Uhr morgens auf die Leber (Organuhr Seite 45). Zum tieferen Verständnis dieser Naturmedizin braucht es gründliche Information (Bücher, Seite 92).

Die Akupunktur hat sich derart bewährt, dass die Kosten bei Schmerzen von den Kassen teilweise übernommen werden.

So wird die Therapie durchgeführt

Mit Hilfe feinster Nadeln (Akupunktur) oder Fingerdruck (Akupressur) werden an festgelegten Stellen der Haut Reize gesetzt, um Blockaden der Energieströme zu beseitigen und den Körper wieder in sein gesundes Gleichgewicht zu bringen.

Nebenwirkungen

Eine vorübergehende Verschlimmerung der Beschwerden ist möglich, wenn die Energieströme in die falsche Richtung gelenkt werden (Therapeutenfehler).

Anwendungsgebiete

- Alle Schmerzzustände (besonders Migräne, Rückenbeschwerden, Darmkrämpfe)
- Erschöpfungszustände
- Asthmabeschwerden
- Medikamentenunverträglichkeit

EMPFEHLUNG AKUPUNKTUR

Vor allem Migräne und Schmerzzustände aller Art können mit Akupunktur hervorragend behandelt werden.

Mora- oder Bioresonanz-Therapie

Diesem modernen Naturheilverfahren liegt die Vorstellung von Energieströmen wie in der Akupunktur zugrunde (Seite 70). Allerdings werden die Ströme an Hand ihrer Schwingung (Frequenz) physikalisch unterschieden.

So wird die Therapie durchgeführt

Die negativen Schwingungen eines erkrankten Organs werden gemessen und bei der Therapie durch geeignete positive Schwingungen neutralisiert oder ersetzt. Die zur Therapie eingesetzten Schwingungen gelangen in Form von schwachen Strömen über Hautelektroden in den Körper.

Nebenwirkungen

Keine bekannt.

Anwendungsmöglichkeiten

- Alle Allergien (besonders allergisches Asthma, Heuschnupfen, allergische Neurodermitis)

EMPFEHLUNG MORA-THERAPIE

Die Mora-Therapie hat sich vor allem bei chronischen Allergien bewährt, die sonst praktisch nicht therapierbar sind.

- Stoffwechselregulierung
- Beschleunigung von Heilungsvorgängen

DIE KOSTEN NATURHEILKUNDLICHER BEHANDLUNGEN

Für naturmedizinische Verfahren gibt es keine festgelegten, sondern vielmehr nach der Qualität, dem Zeitbedarf, dem regionalen Preisniveau und der Konkurrenzsituation ausgerichtete Kosten. Die folgenden Preisangaben stellen Durchschnittswerte dar und sollen Ihnen eine ungefähre Vorstellung von den Größenordnungen vermitteln.

WAS NATURMEDIZIN KOSTET

THERAPIE	PREIS
AMSAT- HC Störfeldmessung	80,- €
Thermoregulations-Diagnostik (Körper-, Brust-, Zahnmessung) (TRD)	60,- € bis 100,- € (30 min)
Bio-Dynamisches Eiweissprofil (BDE)	150,- € bis 200,- € (52 Blutwerte)
Candida-Immun-Profil	ca. 80,- € (Blutentnahme)
Eigenblut-Ozontherapie (Infusionen)	50,- € bis 80,- € (20-30 min.)
Kleine Eigenblut-Ozontherapie (Spritzen)	20,- € bis 40,- € (10 min.)
Sauerstoff-Inhalation nach Prof. Ardenne (ionisiert)	15,- € bis 25,- € (15 min.)
Bestrahlung mit UV-Licht	40,- € bis 60,- € (20 bis 45 min.)
Shiatsu-Therapie	80,- € bis 100,- € (1 Stunde)
Trager-Therapie	80,- € bis 120,- € (1 bis 1,5 Stunden)
Manuelle Muskeltherapie	100,- € bis 120,- € (1 Stunde)
Dauerbrause	35,- € bis 50,- € (30 min.)
Lymphdrainage (Teil-, Ganzkörper)	30,- € bis 60,- € (20 bis 45 min)
Colon- Hydro-Therapie	65,- € bis 90,- € (30 bis 60 min)
Vitamin B-Spritze	15,- € bis 19,- € (Spritze)
Thymus-Spritze	60,- € bis 80,- € (Spritze)
Akupunktur	45,- € bis 60,- € (je nach Dauer)
Homöopathie	40,- € bis 185,- € (je nach Zeitdauer)

WAS ZAHLT DIE KRANKENKASSE?

Die ständig neuen Sparmaßnahmen im Gesundheitswesen lassen derzeit praktisch keine Aussage darüber zu, welche naturmedizinischen Methoden von Krankenkassen in Zukunft erstattet werden. Nur in Fällen, in denen die Schulmedizin weder Linderung noch Heilung anbieten kann (unheilbarer Krebs, schweres Rheuma, Autoimmunkrankheiten), mussten in Einzelfällen Krankenkassen per Gerichtsbeschluss die Kosten naturheilkundlicher Behandlungen übernehmen.

Antrag bei der Krankenkasse stellen

Jede Erstattung muss zuvor bei der gesetzlichen Krankenkasse beantragt werden. Der Antrag wird von einem ärztlichen Gutachter (Medizinischer Dienst) geprüft, der vor allem darauf achtet, ob alle Voraussetzungen für eine Erstattung erfüllt sind. Wichtige Voraussetzungen sind, dass die Therapie von einem Kassenarzt (im Rahmen seines Budgets) verordnet wurde und alle konventionellen Behandlungsmöglichkeiten ausgeschöpft sein müssen. Letzteres ist bereits dann nicht der Fall, wenn Sie eine konventionelle Therapie - beispielsweise eine Chemotherapie – aus gesundheitlichen Bedenken abgelehnt haben.

Damit ergibt sich die Situation, dass naturmedizinische Behandlungen nur noch von Privatkassen und teilweise von der Beamtenbeihilfe erstattet werden. Doch auch diese ziehen sich mit dem Verweis auf fehlende wissenschaftliche Beweise einer Wirksamkeit immer häufiger aus ihrer Zahlungspflicht zurück: Wenn der Nachweis der Wirksamkeit fehlt, ist von Unwirksamkeit auszugehen und damit eine Behandlung medizinisch nicht notwendig.

Ein Tip für Privatversicherte

Deshalb gehen viele Privatversicherte mittlerweile folgenden Weg: Sie versichern sich mit einem hohen Eigenanteil von 500,– bis 5.000,– Euro im Jahr, so dass die Versicherung nur einspringt, wenn diese Beträge überschritten sind. Dafür ist der Beitrag sehr billig: Statt 300,– Euro bezahlt eine gesunde 30-Jährige bei 5.000,– Euro Eigenanteil nur 50,– Euro monatlich. Von dem eingesparten Beitrag finanzieren sie ihre Therapien und ersparen sich den Ärger mit der Versicherung. Diese Möglichkeit steht allerdings nur Privatversicherten offen.

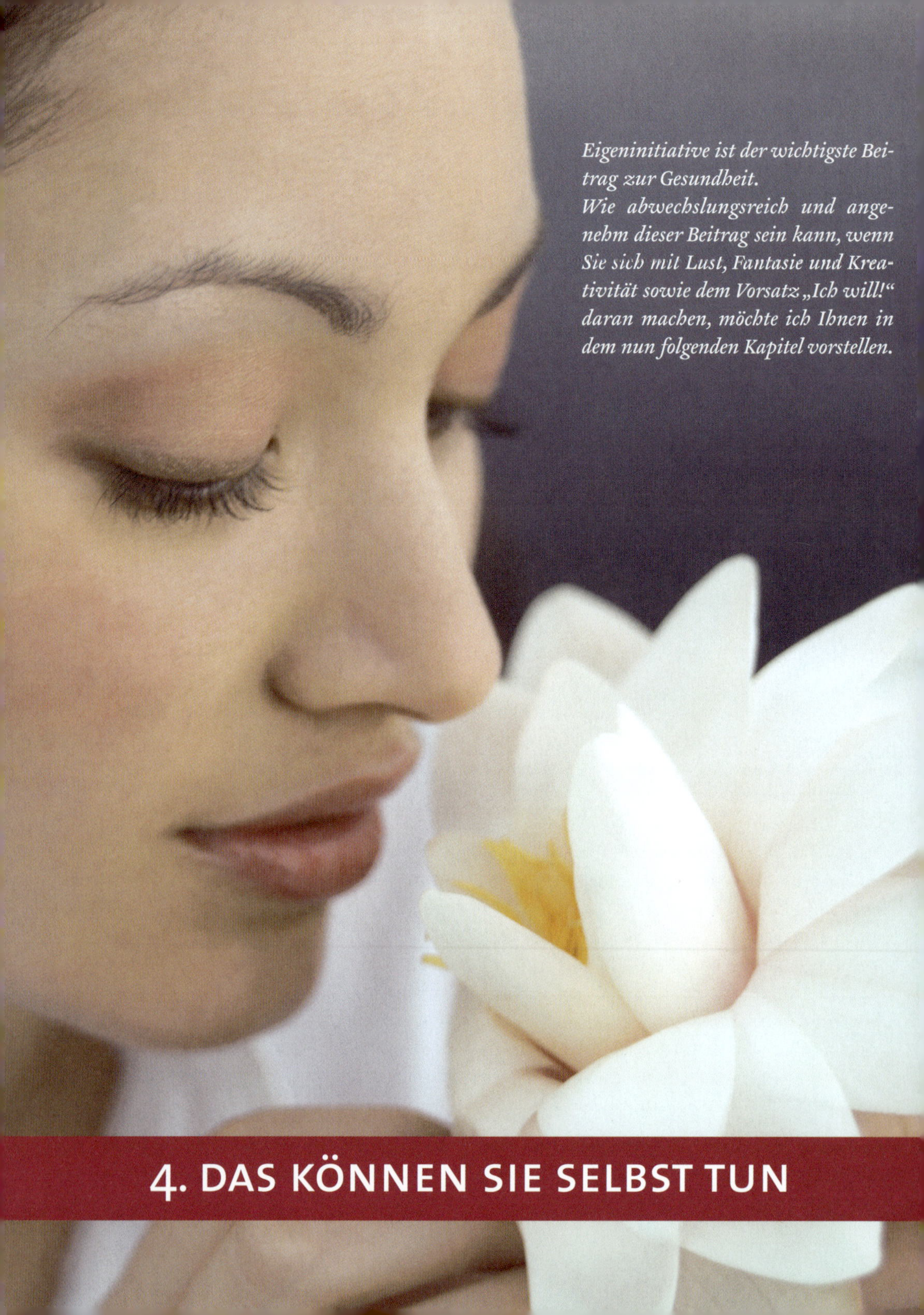

Eigeninitiative ist der wichtigste Beitrag zur Gesundheit.
Wie abwechslungsreich und angenehm dieser Beitrag sein kann, wenn Sie sich mit Lust, Fantasie und Kreativität sowie dem Vorsatz „Ich will!“ daran machen, möchte ich Ihnen in dem nun folgenden Kapitel vorstellen.

4. DAS KÖNNEN SIE SELBST TUN

SIE SIND GEFRAGT

Was Sie mit Ihrer Gesundheit machen, haben Sie alleine in der Hand. Niemand kann Ihnen diese Verantwortung abnehmen. Aber wie Sie aus dieser Pflicht auf angenehme Weise eine Kür machen, das möchte ich Ihnen in diesem Kapitel zeigen. Setzen Sie dabei Ihre Kreativität ein, gestalten Sie aus den Anregungen dieses Buchs mit Lust und Fantasie Ihre eigenen Gesundheitstage, erfinden Sie eigene Wasserspiele, Energie-Drinks oder ausgefallene Bewegungsübungen.

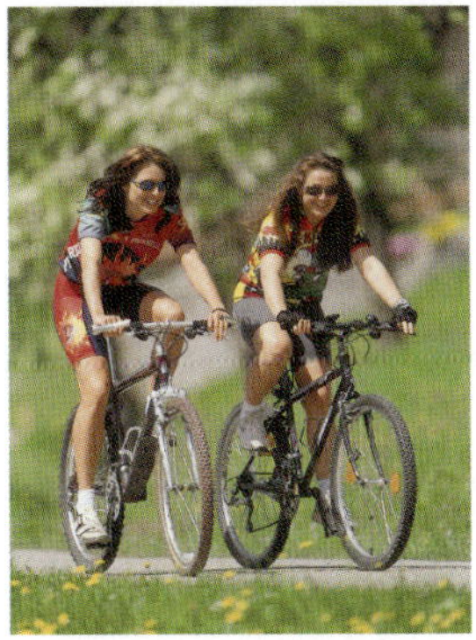

Radfahren: eine kreative Form der Bewegung, die zu gutem Körpergefühl und damit zur Genesung beiträgt.

WEGE AUS DEM STRESS

Für den Umgang mit Erschöpfungszuständen können Sie einige einfache Methoden lernen, Stress durch positives Denken in den Griff zu bekommen.

DIE EIGENMOTIVATION

Damit Sie Ihr Ziel erreichen, darf es nicht nur ein Wunsch, es muss das Verlangen sein, endlich diesen zerstörerischen Stress abzubauen. Klären Sie deshalb vorab: Ist es wirklich Ihr Ziel? Ist die Zielsetzung realistisch erreichbar für Sie? Können Sie ein Datum nennen, zu dem Sie es schaffen möchten? Wenn Sie die Fragen mit Ja beantworten können, dann sollten Sie an sich und Ihren Erfolg glauben und mit sich selbst ein schriftliches Abkommen treffen (Seite 76). Zwingen Sie sich zur Niederschrift in einem wohlformulierten Vertrag mit Datum und Unterschrift! Setzen Sie sich präzise ausgearbeitete Ziele und werten Sie nach der vereinbarten Zeit Ihre Erfahrungen aus! Beantworten Sie folgende Fragen:

Selbstbefragung zum Stressabbau

- Worin lag der meiste Stress? (Auf dem Weg zur Arbeit, beim Einkauf, in der Freizeit, bei den knappen Terminen, beim Annehmen von zu vielen Arbeiten, im Haushalt, in der Kindererziehung, in der Organisation des Tagesablaufs, in der finanziellen Belastung, in der Partnerschaft?)
- Welches Motiv gab es für den Stress? (Ich kann nicht Nein sagen, weil ich vor mir selbst gut dastehen möchte oder weil ich mir von anderen Bestätigung erhoffe. Warum nehme ich mir so viel vor? Perfektionismus? Helfersyndrom?)

SELBSTVERPFLICHTUNG

(für mindestens eine Woche)

Ich verspreche mir selbst mindestens 7 Tage lang alle Stresssituationen zu meiden, aufzuschreiben und täglich zu analysieren, was an Stress auf mich zukommt, gleichgültig, welche Gefühle durch Erfolg oder Misserfolg bei meinen Bemühungen aufkommen werden. Ich bin darauf vorbereitet, dass ich von Menschen meiner Umgebung Kritik oder weniger Zuwendung erhalten werde.

Ich weiß, dass es keinen Sinn macht, vor Ablauf dieser Woche mit einem Erfolg bezüglich innerer Ruhe und Neuorientierung meiner Lebensgewohnheiten zu rechnen. Wenn ich vor Ablauf dieser Zeit aufgebe, weiß ich, dass ich mir keine echte Chance eingeräumt habe, wirklich erfolgreich gegen Stress anzukämpfen.

Ich möchte bis zum .... (genaues Datum) meine Stressfaktoren reduzieren und schriftlich auswerten.

Datum, Unterschrift ....

Verändern Sie den Wortlaut gegebenenfalls nach Ihren Bedürfnissen!

- Welches Selbstbild habe ich mir aufgebaut? (Welcher Typ des Enneagramms (Seite 35) bin ich, welcher möchte ich sein? Wie kann ich der Sucht nach Selbstbestätigung entrinnen?)
- Welche Änderungen kann ich kurzfristig, welche langfristig an meinem Leben vornehmen?

Notieren Sie Ihre Antworten – für eine Besprechung mit dem Partner, zur Kontrolle in einem Jahr!

DIE ROSINEN-ÜBUNG

Zuerst 3 Rosinen besorgen

Bevor Sie diese Übung vollständig lesen, holen Sie sich bitte drei Rosinen. Sie können auch Nüsse nehmen. Fertig? Dann geht's los:

Nehmen Sie drei Rosinen. (oder auch Nüsse).

- Betrachten Sie jede einzelne Rosine so, als hätten Sie noch nie in Ihrem Leben eine Rosine gesehen:

- Achten Sie auf Farbe, Haut, Beschaffenheit und andere Eigenschaften.
- Welche Bilder, Gedanken und Vorstellungen in Bezug auf Rosinen tauchen in Ihrem Bewusstsein auf? Angenehme? Unangenehme?
- Lassen Sie sich Zeit, um den Geruch der Rosine wirklich wahrzunehmen. Registrieren Sie, dass sich vermehrt Speichel bildet.
- Konzentrieren Sie sich auf den Arm, der die Hand langsam zum Mund führt, auf die Finger, die die Rosine langsam in den Mund legen.
- Kauen Sie die Rosine ganz langsam. Erleben Sie ihren Geschmack ganz intensiv.
- Sobald das Gefühl haben, dass Sie die Rosine gern hinunterzuschlucken wollen, registrieren Sie bewusst diesen Impuls und erleben Sie ihn vom Augenblick des Entstehens an bis zum Augenblick, wo die Rosine im Magen verschwunden ist.
- Beobachten Sie sich selbst genau. Stellen Sie sich vor, dass Ihr Körper nun um eine Rosine „schwerer“ geworden ist.
- Essen Sie bewusst eine Rosine nach der anderen.

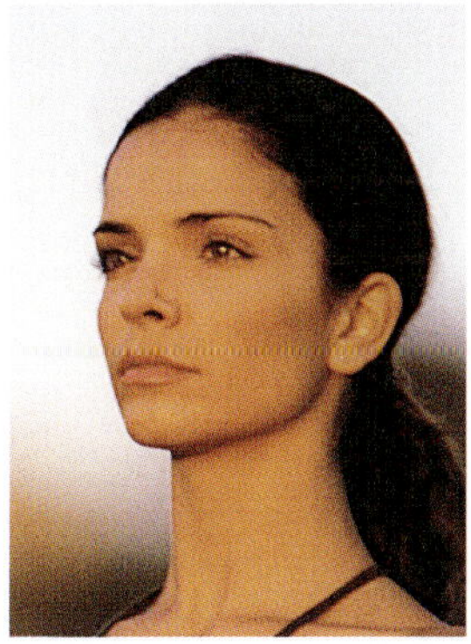

Zeit lassen!

BEWUSSTSEINSÜBUNGEN GEGEN STRESS?

Sie haben gerade die Bewusstseinsübung „Achtsames Essen“ durchgeführt und dabei den Geschmack einer Rosine wirklich bewusst wahrgenommen, vielleicht zum ersten Mal in Ihrem Leben. Eventuell haben Sie sich dabei ertappt, die nächste Rosine automatisch in den Mund zu schieben, noch ehe Sie die erste aufgegessen hatten. Wurde Ihnen dabei klar, wie wenig aufmerksam Sie normalerweise essen?

Der gegenwärtige Augenblick, das Jetzt, ist der einzige Augenblick, in dem wir wirklich leben.

Doch das Wichtigste von allem ist, dass Sie
- dabei von allem Stress abgeschaltet haben,
- keine Zeit hatten, an etwas anderes zu denken,
- nur eine einzige Tätigkeit zur gleichen Zeit gemacht haben,
- sich dabei völlig „entstresst“ haben!

MEDITATION GEGEN STRESS

Stress beginnt immer im Denken (Seite 11). Entstressen muss daher ebenfalls mit einem geistigen Abschalten beginnen. Me-

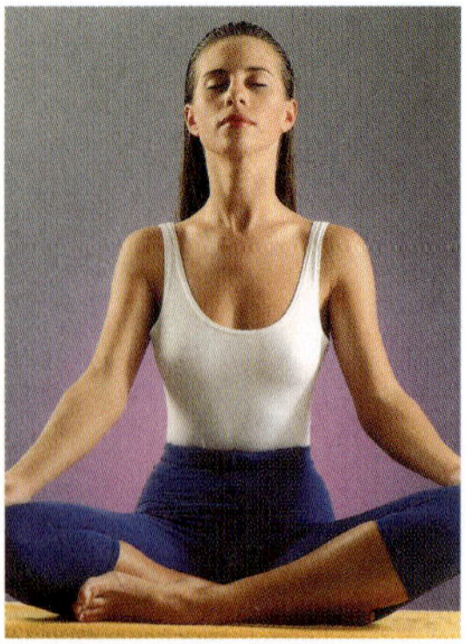

Zur Ruhe kommen, auf die Atmung konzentrieren und auf die Übung – so sind Sie schnell entspannt.

ditation ist eine hervorragende Methode, um in kleinen Schritten Stressabbau im Alltag zu üben.

SO WIRD'S GEMACHT

Schaffen Sie sich eine ruhige Atmosphäre: Stellen Sie notfalls Telefon oder Türklingel ab, schließen Sie die Fenster und hören Sie leise Meditationsmusik gegen den Straßenlärm. Setzen Sie sich auf einen Stuhl, ein Meditationskissen oder -bänkchen oder einfach auf den Fußboden. Halten Sie die Wirbelsäule gerade, damit Sie keine Rückenschmerzen bekommen. Die Hände legen Sie sanft und locker mit den Handflächen nach oben in Ihren Schoß. Lesen Sie jeden der Übungssätze zunächst dreimal in Langform laut vor. Anschließend denken Sie im Stillen bei jedem Atemzug nur noch die Kurzform. Konzentrieren Sie sich nur auf Ihre Atmung und das Bild der Kurzform.
Schon nach wenigen Minuten werden Sie Ruhe und Entspannung spüren, die Sie sich mit etwas Übung jederzeit und überall schaffen können.

ÜBUNGSSÄTZE ZUR ZEN-MEDITATION

LANGFORM	KURZFORM
Einatmend weiß ich, dass ich einatme.	Ein
Ausatmend weiß ich, dass ich ausatme.	Aus
Einatmend sehe ich mich selbst als Blume.	Blume
Ausatmend fühle ich mich frisch.	Frisch
Einatmend sehe ich mich selbst als Berg.	Berg
Ausatmend fühle ich mich fest.	Fest
Einatmend sehe ich mich als ruhiges Wasser.	Wasser
Ausatmend spiegele ich die Dinge wider, wie sie sind.	Widerspiegeln
Einatmend sehe ich mich als weiten Raum.	Raum
Ausatmend fühle ich mich frei.	Frei

DIE TELEFON-MEDITATION

Als weiteres Beispiel möchte ich Ihnen eine kleine Meditation vorstellen, die zum Stressabbau im Alltag hervorragend geeignet ist. Immer wenn das Telefon klingelt, halten Sie einen Moment inne, atmen Sie dreimal ein und aus und denken Sie dabei:

ÜBUNGSSÄTZE AM TELEFON

LANGFORM	KURZFORM
Einatmend komme ich zur Ruhe.	Ruhe
Ausatmend lächele ich mir zu.	Lächeln

Meditation bedeutet „nachdenken, einüben“, um uns selbst und anderen Frieden, Glück und Harmonie zu bringen

Am besten hängen Sie sich einen Spiegel über das Telefon mit einem „Bitte Lächle“-Schild daran. So können Sie sich selbst überprüfen und haben gleichzeitig eine ideale Gedächtnisstütze. Führen Sie diese Übung bei jedem Klingelzeichen durch. Für diesen kleinen Aufwand werden Sie belohnt: Die Qualität Ihrer Telefonate wird spürbar zunehmen. Ihr Gesprächspartner wird Ihr Lächeln wahrnehmen, wird Ihre Ausgeglichenheit bewundern und Ihnen vieles mitteilen, was er in einer hektischen Atmosphäre vergessen hätte.

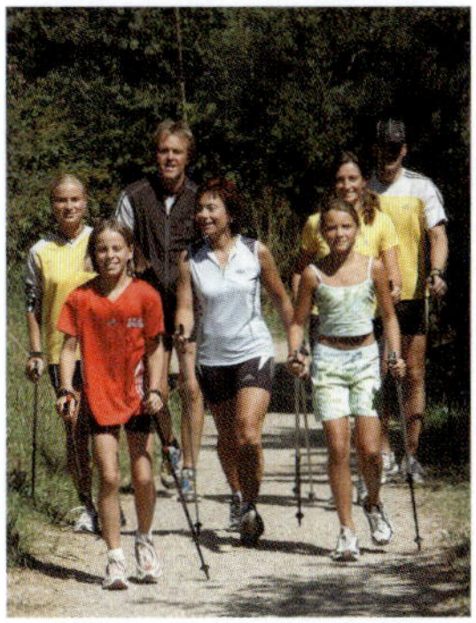

„Nordic Walking“, eine aerobe Bewegungsform, die das Immunsystem stärkt.

SO BEWEGEN SIE SICH RICHTIG

Bewegungsmangel und psychischer Stress schlagen sich in falscher Körperhaltung und schmerzhaften Muskelverspannungen nieder. Die eingeschränkte körperliche Beweglichkeit zieht geistige Trägheit nach sich. Durch Bewegung können Sie das Gleichgewicht zwischen Körper und Seele wieder herstellen. Doch wie ein Vergleich von Ausdauer- und Leistungssport zeigt, kann Bewegung im einen Fall abwehrsteigernd wirken, im anderen Fall wird das Immunsystem geschwächt. Was macht diesen Unterschied?

AEROBE UND ANAEROBE BEWEGUNG

Aerob heißt alles, was mit Luft (Sauerstoff) geschieht, anaerob steht für alles, was sich ohne Luft ereignet. Werden große Muskelgruppen über längere Zeit (mehr als 15 Minuten) kräftig bewegt, so bewirkt dies eine tiefere Atmung, einen schnelleren Herzschlag und eine bessere Sauerstoffversorgung der Muskeln. Diese Art der Bewegung nennt man aerob. Sie ist verbunden mit einer deutlichen Stärkung des Immunsystems.

Wichtig:
die Bewegung länger als 15 Minuten durchhalten

Anders bei Leistungssportarten. Im höheren Leistungsbereich wird – bildlich gesprochen – mehr Sauerstoff in den Muskeln verbraucht als Blut, Herz und Lungen heranschaffen können, so dass eine Unterversorgung – ein anaerober Zustand – eintritt. Er ist verbunden mit einem immunschwächenden Effekt. Deshalb leiden Sportprofis häufig an Abwehrschwäche mit Infekten.

GEWICHTSABNAHME BEI AEROBER BEWEGUNG

Misst man den Energieverbrauch nach aerober Bewegung, so stellt man Interessantes fest:
Nach einer 30minütigen aeroben sportlichen Tätigkeit wird bis zu 15 Stunden lang immer noch Energie verbraucht. Grund ist ein erhöhter Ruheverbrauch, der noch lang nach der Bewegung für anhaltenden Fettabbau sorgt. Erfahrungen in meiner Klinik haben gezeigt, dass nach 60 Minuten aerober Bewegung ein Gewichtsverlust von einem Pfund, nach 90 Minuten sogar von einem Kilo möglich ist.
Dagegen bringen die ersten 15 Minuten einer aeroben Bewegung für das Abnehmen nichts! In dieser Zeit werden ausschließlich Reservestoffe der Leber abgebaut – also nicht die Fettpolster an Hüften und Beinen! Somit macht es wenig Sinn, zum Abnehmen viermal am Tag 15 Minuten zu laufen.

DIESE ÜBUNGEN SIND GEEIGNET

Ob zur Entspannung, zur Steigerung der Abwehrkräfte oder zum Abnehmen: als aerobe Bewegung eignen sich beispielsweise die Ausdauersportarten (schnelles) Gehen, Nordic Walking, Laufen, Fahrrad fahren, Rudern und Skilanglauf. Ruhen Sie nicht zu oft aus, aber machen Sie auch keinen Leistungssport daraus! Richtig machen Sie es, wenn Ihr Puls (Schläge pro Minute) für mindestens 30 bis 45 Minuten im Zielbereich oder (noch besser) im Idealbereich (Seite 81) Ihrer Altersgruppe liegt. Betreiben Sie Ihren Ausdauersport zwei- bis dreimal pro Woche. Messen Sie dabei alle 10 Minuten den Puls, idealerweise mit einem Pulsmessgerät.

WARNUNG FÜR HERZKRANKE

Bei Angina pectoris (Herzenge) sollten Sie mit Ihrem Therapeuten vorher über Ihre sportlichen Pläne sprechen.

ZIEL- UND IDEALBEREICH DER PULSZAHL BEI AEROBER BEWEGUNG

ALTER	ZIELBEREICH (Pulsschläge pro Minute)	IDEALBEREICH (Pulsschläge pro Minute)
20	130 170	140
25	127 - 166	137
30	124 - 162	133
35	120 - 157	130
40	117 - 153	127
45	114 - 149	123
50	111 - 145	119
55	107 - 140	116
60	104 - 136	112
65	101 - 132	109
70	95 - 128	105

Einfache Messgeräte werden am Ohr anklipst, bessere haben einen Gürtel mit Sender und Empfänger. Diese Geräte speichern sogar die Zeit unter, im oder über dem Zielbereich, so dass Sie Ihren Erfolg exakt dokumentieren können.

FRISCH FÜR DEN TAG – MIT WASSER

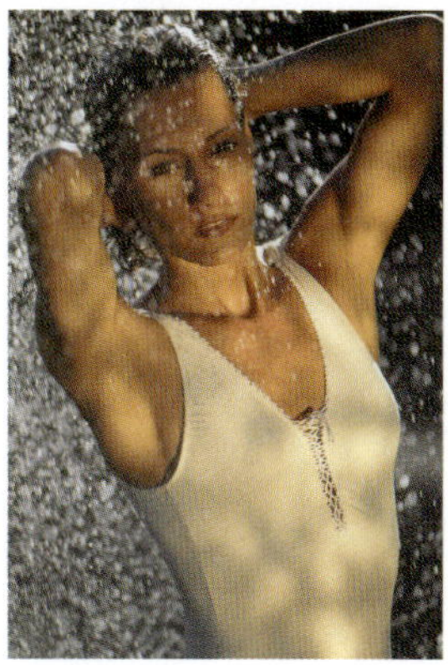

Wasser ist eines der vier Grundelemente, ohne Wasser gibt es kein Leben. Wasser steht gleichermaßen für unbezähmbare Kraft und nachgiebige Weichheit. Wasser heilt (Seite 63) und schmeichelt unserer Psyche, deshalb waren und sind Wasseranwendungen, Dampf- und Schwimmbäder, Saunas und Thermen Orte für Entspannung, Erholung und geistigen Austausch. Nutzen Sie alle diesbezüglichen Angebote in Ihrer Umgebung, machen Sie einen Ausflug auch zu weiter entfernten Wasserattraktionen. Probieren Sie vor allem die Maßnahmen, die ich Ihnen vorstelle.

MORGENDLICHE FRISCHEGÜSSE

Pfarrer Sebastian Kneipp entwickelte zur Jahrhundertwende eine aufsehenerregend erfolgreiche Therapieform, die unterschiedliche Wasseranwendungen beinhaltet. Entgegen land-

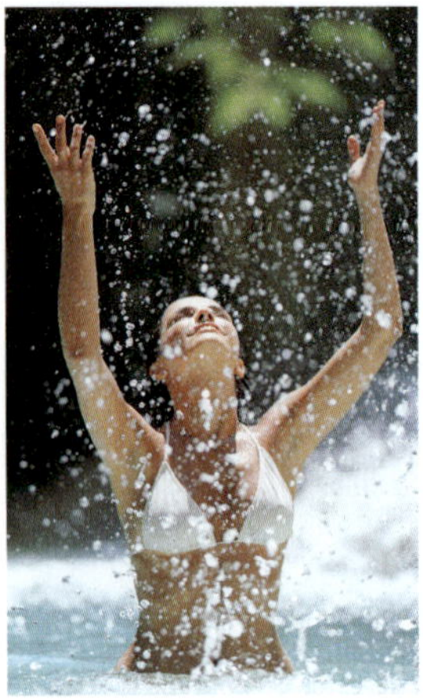

Wasseranwendungen heilen und schmeicheln unsere Psyche.

läufiger Meinung geht das Kneippsche Konzept jedoch weit über diese Anwendungen hinaus: Es ist eine umfassende Ordnungstherapie, die auf den fünf Säulen Wasser, Ordnung, Bewegung, Ernährung und Heilpflanzen beruht.
Bitte beachten Sie bei der Durchführung die grundsätzlichen Regeln für Wasseranwendungen (Kasten).

KÜHLE ARMBÄDER

Beginnen Sie morgens mit kühlen Armbädern im Waschbecken:
- Füllen Sie das Waschbecken mit etwa 18 °C kaltem Wasser, legen Sie Ihre warmen Hände und warmen Unterarme mehrmals hintereinander für wenige Minuten hinein.

Die Beine reagieren automatisch mit. Das heißt, Sie erreichen allein durch Armbäder eine Steigerung der Beindurchblutung.

KNIEGUSS

Der Knieguss wird am besten in der Badewanne stehend ausgeführt. Dazu braucht man aber die Hilfestellung einer freundlichen Person. Fehlt diese, setzt man sich auf den Badewannenrand. Nun wird mit dem Brauseschlauch wie folgt vorgegangen:
- Vorn rechter Fußrücken bis zum rechten Knie und zurück
- Vorn linker Fußrücken bis zum linken Knie und zurück
- Hinten rechte Ferse bis zur rechten Kniekehle und zurück
- Hinten linke Ferse bis zur linken Kniekehle und zurück

Machen Sie zu Anfang morgens warme (30 °C) bis heiße (37 bis 40 °C) und abends temperierte (20 °C) bis kalte (15 °C) Kniegüsse. Nach einer Woche wechseln Sie auf den entgegengesetzten Rhythmus: Morgens heiß-kalte Wechselgüsse (2 Minuten heiß, 30 Sekunden kalt), abends warme oder heiße Kniegüsse.

GRUNDSÄTZLICHE REGELN FÜR WASSERANWENDUNGEN

- *Beginn der Anwendung an krankheitsfernem Körperbereich, der kranke Ort reagiert automatisch mit!*
- *Keine Kaltanwendungen an kalte Körperteile, diese gegebenenfalls vorher erwärmen!*
- *Beginn mit kleinen Reizen, im Sinne eines Aufbautrainings langsam steigern.*
- *Bei Temperaturempfindlichkeit warm beginnen, über wechselwarme langsam zu kalten Anwendungen übergehen.*

KNEIPP-FRISCHEDUSCHE

Brausen Sie morgens nach den Aufstehen zuerst einige Minuten gut heiß, bis Sie sich rundum warm und wohl fühlen. Dann führen Sie den kalten Wasserstrahl vom rechten Fußrücken über das Knie, die Hüfte, den vorderen Bauch- und Brustbereich bis zum Hals. Wiederholen Sie den Vorgang auf der linken Seite. Danach geht der Wasserstrahl von der rechten Ferse hoch bis zur rechten Schulter und von der linken Ferse bis zur linken Schulter. Zum Schluss gießen sie noch einmal kräftig kaltes Wasser über beide Schultern, hinten und vorne. Mit einem Frotteetuch abtrocknen.

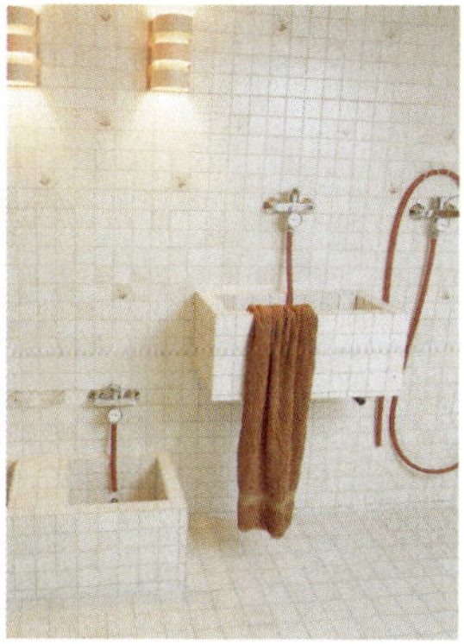

Wegen seiner einfachen Durchführung besonders beliebt: der Knieguss.

WARNHINWEIS

Nicht kneippen bei Infektionen. Wasser treten in kaltem Wasser nicht während der Menstruation und nicht bei Harnwegsinfekten (Blasen- oder Prostataleiden) durchführen.
Im Zweifelsfall den Hausarzt fragen, ob und wann Sie Wasseranwendungen machen dürfen.

WAS SONST MIT WASSER MÖGLICH IST

Lassen Sie sich von folgender Aufzählung inspirieren, was sie machen können: Lauwarme Ganzwaschungen, in aller Frühe barfuß über eine taufrische Wiese laufen, Bürstenbäder, Luftsprudelbäder, Senf-Fußbäder, Schaumbäder mit Kräuter-Extrakten (mit 30 Minuten Nachruhe) oder Abreibungen mit trockenem Schnee im Winter.

SAUNA

Die in Finnland entwickelte Sauna gehört nicht zur Kneipptherapie, dient aber ebenso der Abhärtung, Entschlackung, Entgiftung sowie dem Abbau von Stress.
Beim Saunabad steigt die Temperatur im Körperinneren wie bei einem leichten Fieber um etwa ein Grad an. Dies bewirkt eine verstärkte Schleimabsonderung in den Atemwegen, die dadurch gereinigt werden. Regelmäßige Saunabäder (einmal wöchentlich 2 bis 3 Gänge, den ersten ohne Aufguss) regen das Immunsystem an und schützen vor Erkältungen.

WARNHINWEIS

Bei einer bereits ausgebrochenen Grippe, Angina, Stirnhöhlenentzündung oder Bronchitis meiden Sie die Sauna für 8 bis 10 Tage, da sonst durch die Übererwärmung der Lunge eine Lungenentzündung entstehen kann.

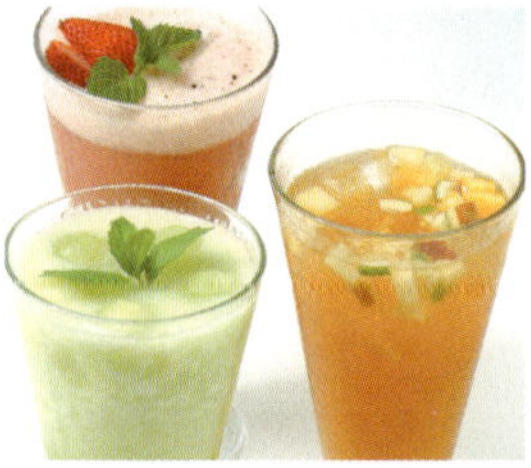

SO TRINKEN SIE SICH FIT:

ENERGIE-COCKTAILS

Als schnelle Hilfe, wenn Sie sich so richtig erschöpft und down fühlen, möchte ich Ihnen einige Energie-Cocktails vorstellen. Die darin enthaltenen Vitamine sind hilfreich bei allen Zuständen von Energiemangel, Abwehrschwäche und Stressbelastung.

EXOTISCHE OBSTSCHALE (FÜR 2 PERSONEN)

1/2 Honigmelone
1 Scheibe Ananas (100g)
1 Kiwi (100g)
Saft von 1/2 Zitrone
1 EL Pistazienkerne
1 EL Pinienkerne
Frischer Ingwer nach Geschmack

Schneiden Sie die Früchte klein, geben sie den Zitronensaft dazu und schmecken Sie alles mit frischem Ingwer ab. Lassen Sie die Früchte abgedeckt einige Minuten ziehen und füllen Sie das Ganze anschließend in zwei dekorative große Weingläser. Um den optischen Eindruck zu vergrößern, können Sie mit den Pinienkernen und den kleingehackten Pistazienkernen dekorieren.

MELONEN-JOGHURT (FÜR 2 PERSONEN)

1/2 Honigmelone
1 Zitrone
1 Becher Natur-Joghurt
Melissenblätter zum Dekorieren

Die Honigmelone entkernen, das Fruchtfleisch herauslösen und mit dem Zitronensaft und dem Joghurt im Mixer pürieren. Bei Bedarf mit etwas Zucker süßen. Tip: Im heißen Sommer als erfrischendes Getränk mit Mineralwasser und zerstoßenem Wassereis mischen.

MANGO-DRINK (FÜR 2 PERSONEN)

1 frische Mango
1/4 Liter Orangensaft
1 Zitrone
Mineralwasser

Die Mango schälen, dabei zwei kleine Scheiben mit Schale zur Dekoration abschneiden. Das Fruchtfleisch vom Kern lösen und in einem Mixer mit Schneidestab pürieren. Zitronen- und Orangensaft mit etwas Zucker (oder Süßstoff) hinzugeben und mit einem Schuss Mineralwasser (wegen der Kohlensäure) aufgießen.

JOHANNISBEER-MIX (FÜR EILIGE)

1 Flasche Johannisbeersaft
1 Flasche Bitter Lemon

Zu gleichen Teilen Johannisbeersaft mit Bitter Lemon zusammenmischen und kalt servieren.
Ein fruchtiges Getränk mit viel Vitamin C und ohne Alkohol.

VIERFRÜCHTESAFT (FÜR 4 PERSONEN)

1/2 Pfund Äpfel entsaften oder 1/2 Liter naturtrüber Apfelmost
1 Pfund Erdbeeren

Die frisch gewaschenen Erdbeeren im Mixer pürieren, Orangen- und Zitronesaft dazugeben. Die Äpfel entsaften, den Saft (oder den Apfelmost) hinzumischen und mit Vanillezucker und

Mandelöl abschmecken. Im Sommer Eiswürfel beifügen und mit einem Minzeblatt dekorieren. Nach Belieben mit Fruchteis servieren.

1 Zitrone
2 Orangen
2 EL Vanillezucker
einige Tropfen Mandelöl

ASIA COOL (FÜR 2 PERSONEN)

Früchte schälen und im Mixer pürieren, mit dem Zitronensaft und dem Honig abschmecken und schließlich mit – am besten eisgekühltem – kohlensäurehaltigem Mineralwasser auf 0,75 Liter auffüllen. Eine besondere Geschmacksnote verleihen einige Tropfen Angostura Bitter.

1 Mango
1 Ananas
1 Papaya
1 EL Zitronensaft
1 EL Honig
1 Flasche Mineralwasser

KIWI-STAR (FÜR 2 PERSONEN)

Die geschälten Kiwis pürieren und durch ein Sieb streichen. Auf zwei Gläser verteilen und mit Bitter Lemon aufgießen.

3 Kiwis
1/4 Liter Bitter Lemon

GRAPEFRUIT-DRINK (FÜR 2 PERSONEN)

Die Säfte mit gestoßenem Eis in einen Shaker geben und durchmixen. In zwei große Gläser aufteilen und mit Bitter Lemon auffüllen.

160 ml Grapefruitsaft
120 ml Ananassaft
40 ml Grenadinesirup
160 ml Bitter Lemon

PFLANZENHEILKUNDE (PHYTOTHERAPIE)

Die Behandlung mit Heilpflanzen in Form von Tees oder Umschlägen hat bei uns eine jahrtausendelange Tradition.
Heute bekommen Sie die meisten Wirkstoffe dieser Pflanzen in Form von Tabletten oder Kapseln. Dabei ist die Dosierung wesentlich genauer als beim Tee und die Wirkung zuverlässiger vorauszusehen. Wenn Sie die angegebenen Dosierungsempfehlungen einhalten, können Sie die Mittel bedenkenlos selbständig einnehmen. Bei Kombination von mehreren Mitteln sprechen Sie zuvor mit Ihrem Therapeuten.

ADONISRÖSCHEN, MAIGLÖCKCHEN, OLEANDER, MEERZWIEBEL

Eine rein pflanzliche Anregung des Kreislaufs – vor allem bei niedrigem Blutdruck – wird durch Kombinationspräparate aus den Pflanzen erreicht. Besonders wirksam sind sie bei Schwindel nach dem Aufstehen außer bei Erkältungskrankheiten.

Empfohlene Dosis: Täglich 2 bis 3 mal ein Dragee über 6 Monate oder nach Bedarf

Empfohlene Dosis: Täglich mittags und abends zum Essen zwei 500 mg-Dragees, Dauer nach Bedarf

ARTISCHOCKEN

Wer den französischen Artischocken-Schnaps Cynar nicht mag, kann die gleiche Artischocken-Konzentration ohne Alkohol als Galle-Dragees zu sich nehmen. Sie helfen gegen Verdauungsstörungen, Blähungen und Erschöpfungszustände, vor allem nach dem Essen, und bei der Senkung des Cholesterinspiegels.

Empfohlene Dosis: Täglich 2- bis 3 mal eine Kapsel (50 mg) zur Beruhigung. Abends 3 bis 4 Kapseln, etwa 1 Std. vor dem Schlafengehen, Dauer nach Bedarf

BALDRIAN

Baldrian wächst auch in Deutschland an feuchten Waldrändern und Wasserläufen. Die Wirkstoffe der Wurzel helfen bei innerer Unruhe, Erregungszuständen, Missstimmung, nervösen Ein- und Durchschlafstörungen sowie bei nervösen Herzbeschwerden. Baldrian wirkt entspannend, wohltuend und ausgleichend auf das vegetative Nervensystem.

Empfohlene Dosis: Täglich morgens und mittags je vier 50 mg-Kapseln über 6 Monate

GINSENG

Die Ginsengwurzel wird seit alters her zur Stärkung und Kräftigung bei Müdigkeit und Schwächegefühl, nachlassender Leistungs- und Konzentrationsfähigkeit sowie in der Erholungsphase nach Krankheiten (Rekonvaleszenz) verwendet. Die tägliche Dosis liegt zwischen 400 mg bis 1800 mg. Leider werden oft Präparate verkauft, die kaum Wirkstoff enthalten, achten Sie deshalb beim Kauf auf die Angabe der Wirkstoffmenge.

Empfohlene Dosis: Täglich 2 mal eine 120 mg-Kapsel, über Jahre möglich

GINKGO BILOBA

In den Blättern des Ginkgobaumes enthaltene Stoffe verbessern die Durchblutung und damit die Ernährung des Gewebes. Ginkopräparate werden deshalb gegen nachlassende (auch intellektuelle) Leistungsfähigkeit, für mehr Wachheit und Gedächtnisleistung eingesetzt. Billigpräparate, die 40 mg oder weniger Wirkstoff enthalten, zeigen keinen spürbaren Effekt.

Empfohlene Dosis: Täglich 3 mal 1 bis 2 200 mg-Kapseln über mindestens 3 bis 4 Monate

JOHANNISKRAUT

Das beste Mittel gegen Erschöpfung als Folge depressiver Verstimmungen (besonders in den Wechseljahren), es wirkt in diesem Fall jedoch erst nach 3 Wochen optimal. Schneller wirkt es gegen Angst, nervöse Unruhezustände sowie nervöse Magenbeschwerden.

KAVA-KAVA

Extrakte aus dem Wurzelstock dieser im Südseeraum heimischen Pfefferart helfen vorzüglich bei nervösen Angst-, Spannungs- und Unruhezuständen. Sie zeigen keinerlei dämpfende Wirkung, so dass die Leistungsfähigkeit voll erhalten bleibt. Dies macht Kava-Kava so geeignet für den Einsatz gegen Prüfungsangst, Lampenfieber und alle nervösen Stresserscheinungen.

Empfohlene Dosis: Täglich 2- bis 3mal eine 100 mg-Kapsel, über 2 bis 3 Monate

KNOBLAUCH

Die Wirkstoffe der Knoblauchzwiebel bessern Antriebsschwächen und Konzentrationsstörungen im Alter, die auf Durchblutungsstörungen beruhen. Stoffwechselbedingte Schwächezustände werden günstig beeinflusst. Knoblauch bindet darüber hinaus giftige Schwermetalle wie Blei oder Cadmium, wirkt gegen Bakterien und sogar gegen freie Radikale (Seite 21).

Empfohlene Dosis: Täglich 1 bis 2 fein geschnittene Zehen oder 2- bis 3 mal eine 280 mg-Kapsel, jahrelang möglich

MARIENDISTEL

Bei leberbedingten Beschwerden (Seite 18) ist diese Pflanze unschlagbar. Sie stärkt Leber, Galle und dadurch den gesamten Verdauungsapparat. Ihre abführende Wirkung kann mit Herabsetzung der Dosis leicht vermieden werden. Eine Langzeitbehandlung über 1 bis 2 Jahre ist sinnvoll, da sich der Leberstoffwechsel nur sehr langsam verändern lässt.

Empfohlene Dosis: Täglich 2 mal eine 165 mg-Kapsel über 1 bis 2 Jahre

SCHWARZKÜMMEL

Der echte Schwarzkümmel war bereits im alten Ägypten als vitalisierendes Mittel bekannt. Schwarzkümmel-Kapseln harmonisieren das Abwehrsystem und sind ideal bei vegetativer Erschöpfung (Seite 11), Magen-Darm-Problemen und Durchschlafstörungen. Sie helfen außerdem bei Erkrankungen der Haut (Akne, Schuppenflechte, Hautpilz), der Atemwege (Bronchitis), der Gelenke sowie bei Infektionen und Allergien (Heuschnupfen, Neurodermitis, allergisches Asthma).

Empfohlene Dosis: Täglich 3 mal eine 450 mg-Kapsel, bei Allergien 2- bis 3 mal zwei über 6 Monate

WANZENKRAUT (CIMICIFUGA)

Präparate aus diesem Kraut sind für Frauen in den Wechseljahren geeignet, wenn sie unter Hitzewallungen, Schweißausbrüchen, depressiven Verstimmungen oder psychovegetativen Störungen wie Niedergeschlagenheit, innerer Anspannung,

Empfohlene Dosis: 2 mal täglich zwei 20 mg-Tabletten über ein Jahr oder länger

Reizbarkeit, Konzentrationsschwäche, Schlaflosigkeit, Ängsten oder nervöser Unruhe leiden.

Empfohlene Dosis: 1- bis 2 mal täglich eine 450 mg Tablette, jahrelang möglich

WEISSDORN

Weißdorn verbessert die Durchblutung der Herzkranzgefäße, so dass der Herzmuskel besser mit Blut und Sauerstoff versorgt wird. Deshalb kann Weißdorn bei kreislaufbedingter Erschöpfung, nachlassender Leistungsfähigkeit, Kreislaufstörungen sowie Herz-Kreislauf-Belastungen nach Infektionen oder in der Erholungsphase nach Krankheiten helfen.

NAHRUNGSERGÄNZUNG

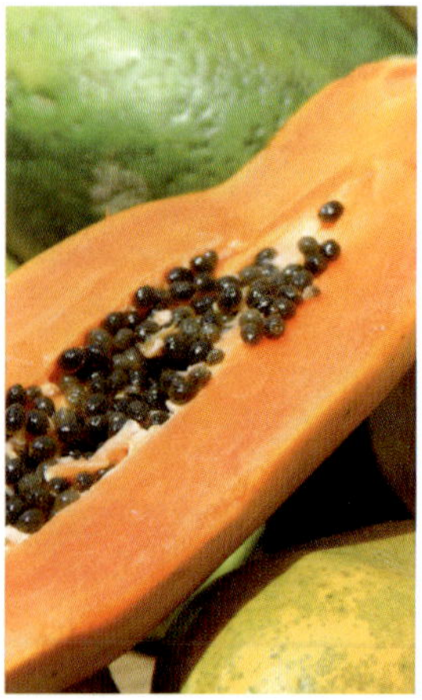

Auf Ernährungsfehler und die Bedeutung einer ausgewogenen Ernährung habe ich Sie bereits aufmerksam gemacht (Seite 20 und 45). Die für Sie persönlich richtige Ernährung sollte auf Ihre Situation (Vorerkrankung, Lebenssituation, Sportlichkeit und vieles mehr) abgestimmt sein. Besser als allgemeine Ernährungsratschläge ist deshalb eine individuelle Ernährungsberatung. Zahlreiche Stellen bieten solche Dienste an (Adressen Seite 92).

Ich möchte allerdings nicht versäumen, Ihnen einige weniger bekannte Nahrungsergänzungen vorzustellen, die gerade bei Erschöpfungszuständen hilfreich sind. Sie wirken meist über eine Anregung von Kreislauf, Stoffwechsel oder Immunsystem. Mit ihrer Hilfe ist es möglich, sowohl einer momentanen Krise schnell entgegenzuwirken, als auch langfristig eine Besserung zu erzielen. Für eine dauerhafte Heilung sind sie alleine jedoch nicht ausreichend. Die empfohlenen Mittel sind in Apotheken, Reformhäusern oder (evtl. billiger) über den Versandhandel zu beziehen. In der empfohlenen Dosierung und der angegebe-

ERNÄHRUNGSBERATUNG IST SINNVOLL, WENN

- *Sie ständig schlapp und müde sind*
- *die Leistungsfähigkeit in den besten Lebensjahren nachlässt*
- *das Allgemeinbefinden zu wünschen übrig lässt*
- *sich körperliche und seelische Beschwerden einstellen*
- *Sie Über- oder Untergewicht haben.*

nen Zeitdauer können Sie ohne Bedenken selbstständig eingenommen werden.

DHEA-HORMONBAUSTEIN

Diese Substanz wird in der Nebennierenrinde produziert und zu ca. 70% in männliche und zu 30% in weibliche Hormone umgewandelt. Die Eigenproduktion lässt ab dem 25ten Lebensjahr langsam nach und beträgt mit 80 Jahren höchstens noch 20%. Es wirkt günstig auf Wohlbefinden, Stimmung, Sexualität, Gehirntätigkeit, Gedächtnisleistung, Abwehrsystem und den Zustand von Muskeln und Knochen. Überdosierung bei Frauen kann zu Bartwuchs führen.

BROMELAIN UND PAPAIN

Bromelain und Papain sind Eiweißstoffe (Enzyme), die im menschlichen Stoffwechsel und im Immunsystem an zahlreichen wichtigen Steuerungsaufgaben beteiligt sind. Dies ist der Grund, warum sie auch medizinisch äußerst vielseitig eingesetzt werden können:

- bei den verschiedensten Entzündungsprozessen mit Schwellungen, (Ödeme, Schnupfen, Stirnhöhlenentzündung, Bronchitis)
- bei Entzündungen im Bauchbereich
- bei Venenentzündungen, Beingeschwüren infolge Durchblutungsstörungen, Lymphschwellungen oder Hautentzündungen
- bei Weichteilrheumatismus und entzündlichen Schüben von degenerativen Gelenk- und von Wirbelsäulenerkrankungen
- bei Sportverletzungen, Prellungen, nach Operationen oder Zahnextraktionen

Bromelain und Papain sind reichlich in Ananas und Papaya enthalten. Da Sie nicht jeden Tag eine ganze Ananas essen können, sollten Sie sich geeigntete Präparate besorgen.

Empfohlene Dosis: Täglich 2- bis 3 mal zwei Tabletten mit 20 mg Bromelain und 10 mg Papain. Bei akuter Bronchitis oder Stirnhöhlenentzündung 3- bis 4 mal 4 Tabletten über 1 Woche. Danach 3 mal 2 Tabletten über 2 Wochen zum Ausheilen

WARNHINWEIS

- *Enzyme können in höherer Dosis Nebenwirkungen im Magen und Darm verursachen. Bei Allergie auf Ananas dürfen Sie diese Enzyme nicht einnehmen.*
- *Bei Eiweiß-Allergie, mit Tablettenbruchteilen, die Verträglichkeit vorsichtig testen.*
- *Rücksprache mit dem Therapeuten bei Blutgerinnungsstörungen, Operation, Schwangerschaft und Einnahme von Gerinnungsmitteln (ASS oder Marcumar)*

Empfohlene Dosis: Täglich 1 mal eine 300 mg-Kapsel Gelee Royal über 6 bis 12 Monate oder täglich eine Trinkampulle zu 10 ml mit 400 mg Gelee Royal, 1000 mg Blütenpollen und 100 mg Propolistinktur über 3 bis 6 Monate.

GELEE ROYAL, PROPOLIS UND BLÜTENPOLLEN

Die Präparate werden aus dem Bienenstock gewonnen:

- Gelee Royal ist der Futtersaft für die Bienenkönigin und das Symbol für Vitalität, Leistungs- und Lebenskraft schlechthin.
- Propolis ist ein Bestandteil des Bienenwachses mit wertvollen Inhaltstoffen. Diese können allerdings erst freigesetzt werden, wenn sie in Alkohol gelöst sind.
- Blütenpollen (Blütenstaub) werden von den Bienen beim Besuch männlicher Blüten zusammengetragen und in den Stock gebracht. Sie enthalten eine Fülle natürlicher Stoffe wie Enzyme (Seite 89), aber auch hormonartig, antibiotisch und blutdrucksteigernd wirkende Substanzen.

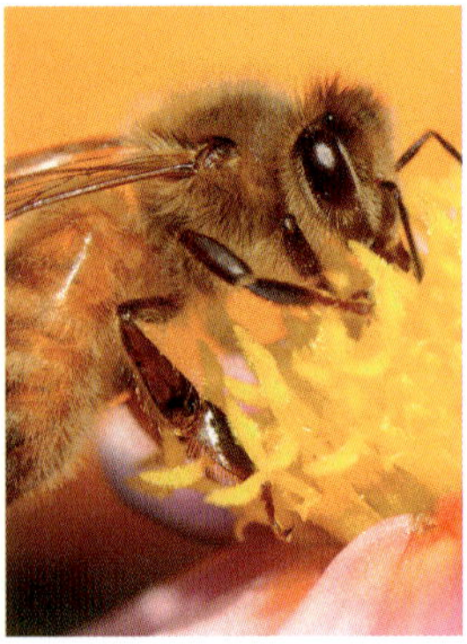

Bienenprodukte sind zu empfehlen bei allen körperlichen und geistigen Überlastungen, bei Alters- und Mangelerscheinungen.

SPIRULINA (ALGENPULVER)

Spirulina-Algenpulver enthält bis zu 70 Prozent hochwertiges Eiweiß, viele Vitamine, Mineralien und Spurenelemente. Es ist ein ausgezeichneter „Radikalfänger“ (Seite 22) und hilft besonders gut gegen Dauerstress, Leberstörungen und Diabetes (Blutzuckerkrankheit). Spirulina steigert körperliche und geistige Leistungsfähigkeit und vermindert Müdigkeit.

SCHLUSSWORT

Indem Sie mir in diesem Buch bis hierher gefolgt sind, haben Sie sich umfassend informiert und damit bereits aktiv etwas gegen Ihre Erschöpfung getan. Erklären Sie nun Ihrem Arzt oder Heilpraktiker Ihre neu gewonnene Sichtweise und besprechen Sie mit ihm als nunmehr kompetenter Gesprächspartner Ihre weitere Therapie. Zögern Sie auch nicht, die Anregungen zur Selbstbehandlung umzusetzen. Beschaffen Sie sich fehlende Informationen und werden Sie aktiv. Denn Ihre Gesundheit ist wichtiger als alles andere!

ZUM NACHSCHLAGEN

Liste auszuschließender Krankheiten beim chronischen Müdigkeits-Syndrom (CFS)

Nach den amerikanischen Standards (Centers for Desease Control and Prevention) sollten ausgeschlossen werden:

Chronische Leiden:

- Autoimmunerkrankungen (Die Abwehr kämpft gegen die körpereigenen Zellen).
- Organerkrankungen (wie Herz, Leber, Niere)
- Tumore (Krebs, Neoplasien)
- Neurologische Störungen (Nervenerkrankungen)
- Drüsenstörungen (endokrine Krankheiten wie Hormonstörungen der Schilddrüse, Geschlechtshormone, Nebennieren oder Hypophyse)
- Blutkrankheiten (Anämie, Leukämie u.a.)
- Chronische Vergiftungen (etwa durch Holzschutzmittel, Quecksilber aus Amalgam)

Erkrankungen nach Infektionen (postinfektiös)

- Chronische Hepatitis B oder C (Leberentzündung)
- chronische Zecken- Lyme- Borreliose- Erkrankung
- Aids (HIV-Infektion)
- Tuberkulose (Tbc)

Psychische Erkrankungen

- Schizophrenie
- endogene Depression
- Drogenabhängigkeit

Nach dem CFS-Arbeitskreis des Bundesgesundheitsministeriums, der diesen Katalog noch erweitert und ausführlicher formuliert hat, sollten ausgeschlossen werden:

- Bösartige Tumore
- Autoimmunerkrankungen, andere durch defekte Granulozyten (Untergruppe der weißen Blutkörperchen: sog. Fresszellen) hervorgerufene Krankheiten wie Bindegewebsentzündungen (Kollagenosen), Immunübersteigerung in verschiedenen Organen (Sarkoidose), allergische Blutgefäßentzündungen (Vasculitiden)
- Grunderkrankungen des Blutes (Hämatologische Krankheiten) wie Anämie, Leukämie, Gerinnungsstörungen
- Lokale oder systemische (auf den ganzen Körper bezogene) Infektionen, versteckte Abszesse
- Herzentzündungen (Endokarditis, Myokarditis) Knochenmarksentzündungen (Osteomyelitis), Borreliose (durch Zecken verursacht), Tuberkulose
- Pilzinfektionen durch Candida, Aspergillus oder Cryptokokkus
- Parasitenkrankheiten wie Würmer, Lamblien, Amöben oder Toxoplasmen
- Aids (HIV-Infektion) mit Erschöpfung und schwerer Abwehrschwäche
- Primär psychiatrische Erkrankungen wie Psychose, endogene Depression oder Schizophrenie
- Neuromuskuläre Krankheiten wie multiple Sklerose (MS), Muskelschwäche (Myasthenia gravis), entzündliche oder stoffwechselbedingte Muskelerkrankungen (Myopathien)
- Endokrine Drüsenerkrankungen wie Unterfunktion der Schilddrüse (Hypothyreose), Störungen der Nebenschilddrüsen (Hypoparathyreoidismus, meist nach Schilddrüsenoperation), Störungen der Nebennieren (Addison-Krankheit), Störung der Hormonregulation im Gehirn (Cushing-Syndrom), Zuckerkrankheit (Diabetes mellitus) und metabolisches Syndrom
- Stoffwechsel- und Elektrolytveränderungen, zum Beispiel durch Vitaminunterversorgung (Vitamin D-Mangel, Vitamin B-Mangel nach Magenoperationen), Selenmangel
- Drogen- und Medikamentenmissbrauch (Alkoholismus, Missbrauch von Schmerzmittel, Beruhigungsmittel wie Tranquilizer oder morphiumähnliche Substanzen).

ADRESSEN, DIE WEITERHELFEN

- Ärztegesellschaft für Erfahrungsheilkunde e.V., Schönbergstr. 11a, 79291 Merdingen
- Ärztliche Gesellschaft für Physiotherapie, Kneipparztebund, Villa Dr. Baumgarten, 86825 Bad Wörishofen
- Berufsverband Deutscher Psychologen, Glinkastr. 5-7, 10117 Berlin
- Zentralverband der Ärzte für Naturheilverfahren und Regulationsmedizin, Promenadenplatz 1, 72250 Freudenstadt
- Deutsche Ärztegesellschaft für Akupunktur e.V., Würmtalstr. 54, 81375 München
- Deutsche Gesellschaft für Ernährung, Godesbergerallee 18, 53175 Bonn
- Deutscher Bäderverband, Schuhmannstr. 111, 53113 Bonn
- Deutscher Zentralverein Homöopathischer Ärzte, Am Hofgarten 5, 53113 Bonn
- Hufelandgesellschaft für Gesamtmedizin e.V., Chauseestr. 29, 10115 Berlin
- Internationale Gesellschaft für Chinesische Medizin e.V. (SMS), Franz-Joseph-Str. 38, 80801 München
- Kassenärztliche Bundesvereinigung (KBV), Postfach 120264, 10592 Berlin
- Kneippbund, Adolf-Scholz-Allee 6-8, 86825 Bad Wörishofen
- NaturaMed Vitalclinic, Deutsche Klinik für naturmedizinische Diagnostik und Erschöpfungstherapie (Privatklinik), Badstr. 31c, 88339 Bad Waldsee, Tel: 07524/990222 E-Mail: sekretariat@naturamed.de http://www.naturamed.de/
- NaturaMed-Verein e.V., gemeinnütziger Verein zur Förderung der naturgemäßen körperlichen und geistigen Gesundheit, Badstr. 31, 88339 Bad Waldsee, Anfragen möglichst per Fax: 07524/990 233 oder Post.
- Rehabilitationskliniken, Arbeitskreis Gesundheit e.V., Am Römerlager 2,53117 Bonn
- Verband der privaten Krankenversicherungen e.V., Bayenthalgürtel 26, 50968 Köln
- Verband Deutscher Kneippheilbäder und Kneippkurorte, Wilhelmsplatz 3, 57334 Bad Laasphe
- Zentrum zur Dokumentation für Naturheilverfahren e.V., Virchowstr. 50, 45147 Essen

BÜCHER, DIE WEITERHELFEN

- Dr. med. Vinzenz Mansmann und Dr. med. dent. Ekkehard Assfalg, Jesus Christus - unsere Mitte, Anleitung zur christlicher Meditation, Bildband, Regiatrex-Verlag, Ravensburg
- Dr. med. Vinzenz Mansmann, Heilpflanzen vor unserer Tür, Verlag Positives Leben, Bad Waldsee
- Milton Trager, Meditation und Bewegung, Trager Mentastics, Irisiana-Hugendubel Verlag, München
- Dr. Franz Wagner, Akupressur, GU-Verlag, München
- Helen Palmer, Das Enneagramm, Sich selbst und andere verstehen lernen, Knaur-Taschenbuch; München
- Ulla Unger-Gobel, GU-Kompass Vitamine, GU-Verlag, München
- Dr. Friedhelm Maleib, Fit, schön & gesund -Vitamine, GU-Verlag, München

BILDNACHWEIS

iStock: Umschlagseite/Serguei, Seite 1/Kertlis, Seite 3/fotoVoyager.com, Seite 5 (Bild 3)/Monkey Business Images, Seite 14/Aquilegia, Seite 15/Niko Guido, Seite 18/AndreasReh, Seite 21/mariusFM77, Seite 41/Relax-Foto, Seite 47/Jennifer Sheets Photography, Seite 52/Kertlis, Seite 67/Juanmonino, Seite 88/ goorulz, Seite 90/njmcc

Archiv M. Maurer: Seite 4 oben, Seite 5 Mitte, Seite 6, Seite 44, Seite 46, Seite 51, Seite 74, Seite 84

Archiv H. Lingg: Seite 8, Seite 26, Seite 36, Seite 69, Seite 70, Seite 81

NaturaMed: Seite 4 (Bild 1, Bild 2, Bild 3), Seite 5 (Bild 1, Bild 2), Seite 6, Seite 7, Seite 8, Seite 9, Seite 10, Seite 11, Seite 12, Graphik Seite 13, Seite 16, Seite 17, Graphik Seite 20, Seite 22, Seite 23, Seite 24, Graphik Seite 28, Seite 29, Seite 30, Seite 33, Seite 34, Seite 37, Seite 38, Seite 39, Seite 40, Seite 42, Seite 43, Graphik Seite 45, Seite 48, Seite 54, Seite 55, Graphik Seite 57, Seite 58, Seite 59, Seite 60, Seite 63, Seite 65, Seite 74, Seite 75, Seite 77, Seite 78, Seite 79, Seite 82, Seite 83, Seite 96

ADRESSE DES AUTORS

Dr. med. Vinzenz Mansmann
Ärztlicher Direktor der NaturaMed-Kliniken
Badstr. 31c, D-88339 Bad Waldsee
Tel. (+49) 07524/990-222 (Fax -233)
kontakt@naturamed.de · www.naturamed.de

REGISTER

ISBN 978-3-925868-08-5

Dr. Vinzenz Mansmann, „Total erschöpft“, Überarbeitete Neuauflage Januar 2009, Verlag Positives Leben

Dr. Vinzenz Mansmann, „Total erschöpft“ erschien beim Verlag Gräfe und Unzer München (GU) in 2 Serien, Erstauflage 1996, seit 1997 in insgesamt 7 weiteren Auflagen

Redaktionsleitung:
Dr. Vinzenz Mansmann
Lektorat:
Carola Welinsky
Grafiken:
Ines Blümel
Produktion:
Verlag Positives Leben
Layout und Umschlag:
Hubert Lingg Design
Satz:
Michaela Maurer
Druck und Bindung:
Druckwerk SÜD

WICHTIGER HINWEIS

Einzelne vom Autor vertretene Auffassungen unterscheiden sich von jenen der allgemein anerkannten medizinischen Wissenschaft. Jeder Leser ist aufgefordert, in eigener Verantwortung zu entscheiden, ob und inwieweit die in diesem Buch dargestellten Naturheilverfahren für ihn eine Alternative zur „Schulmedizin“ darstellen. Es ist dringend angeraten, einen Arzt aufzusuchen, wenn die Erschöpfung länger als 3 Monate andauert, nach einem Urlaub nicht besser wird, mit Gewichtsabnahme verbunden ist, die Gesichtsfarbe blass ist, eine dauernd erhöhte Körpertemperatur oder Fieber besteht, bereits bei kleinen Anstrengungen (Treppensteigen) Atemnot besteht, chronische Schlafstörungen vorhanden sind, nach jedem Mittagessen starke Erschöpfung auftritt oder chronischer Durchfall besteht.

FORTSETZUNGSBUCH VOM GLEICHEN AUTOR:

DR. MED. VINZENZ MANSMANN

RAUS AUS DEM BURNOUT!

Welche Einstellungen dazu führen und wie Sie sich und anderen helfen können.

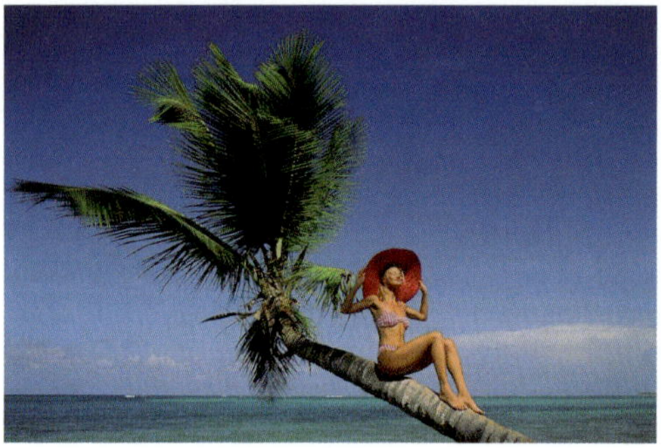

- GEFAHRERKENNUNG:
  Die 12 Stufen zum BurnOut
- RISIKOFAKTOREN:
  Welche seelischen Einstellungen führen zum BurnOut
- VORBEUGUNG UND LÖSUNG:
  Die 12 Punkte zur BurnOut-Verhütung

Positives Leben Verlag

WIEDER FIT, FREI UND SELBSTBESTIMMT

„SELBSTERKENNTNIS IST DER ERSTE SCHRITT ZUR BESSERUNG". Woher kommen die alten Muster, Einstellungen und Gewohnheiten? Treffen typische Familienrollen bei mir zu wie Held, Märtyrer, schwarzes Schaf, verlorenes Kind oder Maskottchen?

URSACHENFORSCHUNG: In wieweit prägen mich anerzogene Verhaltensmuster wie Perfektionismus, Helfersyndrom, Nicht-Nein-Sagen-Können, Mangelnde Selbstbewältigungs-Strategien oder Ehrgeiz mit Minderwertigkeitsgefühl?

GEFAHR: Wie merke ich, dass ich auf dem Weg zum BurnOut bin?
Die 3 Fallen: Sich-Selbst-Vernachlässigung - die persönliche Aufopferung - der persönliche Mythos von einer ewig guten Persönlichkeit.
Die 12 Stufen zum BurnOut ermöglichen eine genaue Selbstbeurteilung.

DIE LÖSUNG:

- verbesserte Stressbewältigungsstrategien
- das Loslassen von alten Verhaltensmustern und Konzepten
- das helfende Mitgefühl – nicht Mitleiden! – gegenüber anderen Menschen und
- die Entwicklung einer persönlichen Spiritualität und Transzendenz

erscheint 2009